HILMER

SELBSTFÜRSORGE FÜR PFLEGEKRÄFTE

INGRID HILMER

SELBSTFÜRSORGE FÜR PFLEGEKRÄFTE

Mit Yoga und Mentaltraining kraftvoll im Beruf

facultas

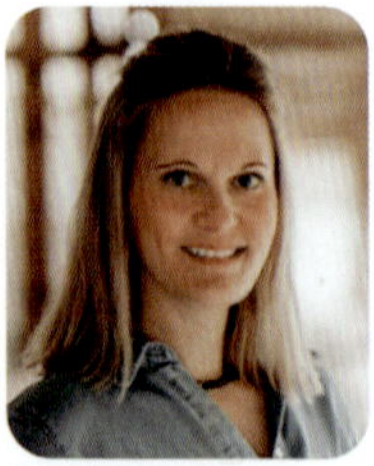

© Gabi Krauss

INGRID HILMER

Ingrid Hilmer ist zertifizierte Yogalehrerin, Diplom-Mentaltrainerin und Dipl. Gesundheits- und Krankenpflegerin. Sie inspiriert zu einem bewussten Lebensstil und einem wertschätzenden Miteinander. Weitere Informationen unter **www.yomeca.com**

Bibliografische Information der Deutschen Nationalbibliothek
Die Deutsche Nationalbibliothek verzeichnet diese Publikation in der Deutschen Nationalbibliografie; detaillierte bibliografische Daten sind im Internet über http://dnb.d-nb.de abrufbar.

Facultas Verlags- und Buchhandels AG
Bildnachweis: S. 55–56, 58–63, 65–66, 84–85, 90–97, 104–105, 116, 130–131, 135–137, 148, 150, 153: Gabi Krauss
S. 74: Victoria Posch und Esther Karner, Wien
S. 7, 21, 33, 48–49: Pexels
Umschlagbild: Gabi Krauss

Videos/Schnitt: Bernhard Kreuzer
Lektorat: Laura Hödl, Wien
Typografie und Satz: Florian Spielauer, Wien
Druck: finidr
Printed in the EU
ISBN 978-3-7089-2484-7
E-ISBN 978-3-99111-869-5

INHALTSVERZEICHNIS

DIE BASISÜBUNGEN FÜR ZU HAUSE 49

PRAXIS FÜR DEN PFLEGEALLTAG 85

FEIERABENDRITUALE 131

SCHLUSSGEDANKEN 153

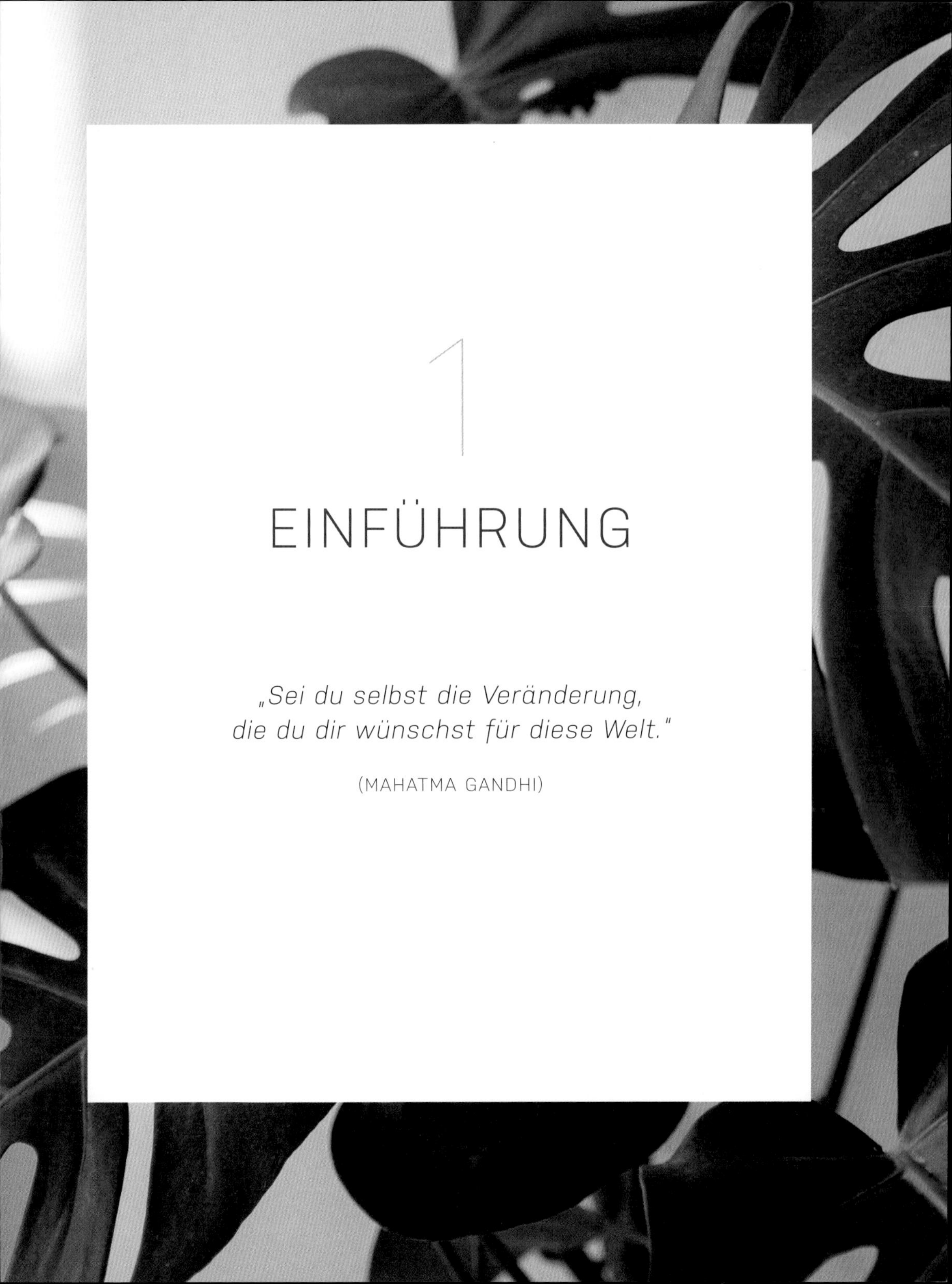

1

EINFÜHRUNG

*„Sei du selbst die Veränderung,
die du dir wünschst für diese Welt."*

(MAHATMA GANDHI)

1.1 PERSÖNLICHE WORTE DER AUTORIN

Ich schaue nicht mehr oft zurück. Wenn ich es tue, erinnert mich meine Vergangenheit daran, wie weit ich schon gekommen bin.

Meine ersten beruflichen Erfahrungen in der Pflege machte ich bereits im Alter von 16 Jahren als Praktikantin. Sehr schnell wusste ich, dass ich Krankenpflegerin werden wollte. Andere Menschen in einer schwierigen Phase zu unterstützen, schien mir schon immer eine sehr sinnvolle Lebensaufgabe zu sein.

Ich absolvierte die Ausbildung und im Laufe meiner Berufsjahre machte ich diverse Fort- und Weiterbildungen. Über 20 Jahre war ich in unterschiedlichen Kliniken und verschiedenen Fachbereichen tätig. Viele Erfahrungen machte ich im Bereich Onkologie und Palliativpflege. Ich getraue mich zu sagen, dass ich in all den Berufsjahren so ziemlich alles erlebt habe, was dieses Arbeitsfeld zu bieten hat.

In diesem Beruf dominieren viele schwere Lebensthemen wie Krankheit und Tod. Zusätzlich belasten Stressoren wie Schichtarbeit, Zeitdruck und zwischenmenschliche Konflikte, deren Auslöser häufig die hierarchische Organisationsstruktur ist.

Rückblickend hätte ich bereits von Anfang an Methoden und Strategien benötigt, um mit schwierigen und emotional belastenden beruflichen Herausforderungen besser umgehen zu können. Eine gute Selbstfürsorge war mir fremd. Das hatte Auswirkungen auf meine körperliche sowie mentale Gesundheit.

Ständig fühlte ich mich gestresst und eine innerliche Unruhe war Dauerzustand. Körperliche Beschwerden machten sich immer wieder bemerkbar.

Unangenehme Emotionen verdrängte ich. Die Wut über die Organisationsstrukturen machte sich allerdings immer wieder bemerkbar. Zeitgleich jammerte ich viel und zog mich gedanklich immer mehr in eine Abwärtsspirale. Mit der Zeit fühlte ich mich macht- und kraftlos. Das war meinem Körper zu viel und ich brach am Arbeitsplatz zusammen.

An diesem Wendepunkt meines Lebens wurde mir bewusst, dass es so nicht weitergehen kann. Ich verstand, dass ich mich selbst verändern musste. Das war der Beginn meiner „persönlichen Heldinnenreise" und ich lernte umzudenken und für mich selbst passend zu handeln.

Yoga begleitet mich schon sehr lange. Um mehr über Yoga zu erfahren, machte ich bereits vor vielen Jahren eine Ausbildung zur Yogalehrerin. Ich erkannte sehr schnell, dass dieser Weg mehr beinhaltet als bloß akrobatische Körperübungen. Als mir die Kraft ausging, begann ich mit einer regelmäßigen Yogapraxis. Zusätzliche absolvierte ich eine Ausbildung zur Mentaltrainerin und konnte das ganzheitliche Konzept von Körper- und Geistesübungen noch besser verstehen. Entsprechend integrierte ich viele mentale Übungen in meinen Alltag. Glücklicherweise unterstützten und motivierten mich auch die richtigen Menschen.

Allmählich konnte ich erkennen, dass sich tief in mir ein Wandel vollzog. Mein Jammern hatte aufgehört und ich begann, Verantwortung für mich selbst zu übernehmen und dementsprechend Selbstfürsorge in mein Leben zu integrieren.

Heute stehe ich wieder mit beiden Beinen fest in meinem Leben und erlebe viele kraftvolle, mutige und glückliche Momente. Ich spüre mich immer besser – das hilft mir auch, bei meinen Entscheidungen auf meine Intuition zu vertrauen.

Ebenso weiß ich immer mehr, was ich wirklich will und in meinem Leben erreichen möchte. Mittlerweile gehen viele Türen wie von selbst auf. Immer leichter komme ich zu den Orten und Einrichtungen, an denen ich mit meinem authentischen Tun besser wirken kann. Voller Freude gebe ich Yoga und Mentaltraining weiter.

Manchmal stolpere ich noch, allerdings reflektiere ich dann und überlege mir, wie ich es das nächste Mal besser machen kann. Ich weiß, dass ich auf meinem spirituellen Weg noch viele Erfahrungen machen darf und dass alle eine Möglichkeit sind, mich selbst weiterzuentwickeln.

Ebenso erlebe ich vermehrt, wie es sich anfühlt, wenn „das Herz weit offen ist" und ich „im Fluss des Lebens" bin. Nur wer den Frieden in sich selbst spürt, fühlt sich tief verbunden mit allem und ist voller Energie.

Aus diesem Grund möchte ich mit diesem Buch für Pflegekräfte ein Basiswissen über Yoga und Mentaltraining weitergeben. Ich möchte dazu inspirieren, die Methoden auszuprobieren und immer mehr in den Alltag zu integrieren.

Ich weiß, dass der Pflegeberuf nicht einfach ist. Allerdings ist er auch ein wunderschöner und sinnerfüllender Beruf, an dem man persönlich wachsen kann. Wer sich selbst liebevoll versorgt und somit eigenverantwortlich handelt, kann trotz vieler Herausforderungen in der eigenen Mitte bleiben. Viele selbstbewusste Pflegepersonen können zu einer grundlegenden Veränderung und Verbesserung der Organisationsstrukturen in der Pflege beitragen. Mit dieser inneren Haltung ist es möglich, würdevoll zu pflegen und dabei selbst gesund zu bleiben.

1.2 SICH ANGESPROCHEN FÜHLEN

Man kann andere nicht pflegen, wenn man sich nicht selbst gut pflegt und mit allem versorgt. Das Wort „Care" wird im Deutschen mit Pflege, Fürsorge, Betreuung, Obhut, Zuwendung, Behutsamkeit und Achtsamkeit übersetzt. Das alles darf man sich auch selbst schenken. Gerade Personen in helfenden Berufen geben oft sehr viel und übersehen die eigenen Bedürfnisse und Grenzen. Das Prinzip vom natürlichen Geben und Nehmen wird gestört, wenn man stets mehr gibt, als zum aktuellen Zeitpunkt möglich ist. Kraftvoll zu leben bedeutet immer, ein Leben in Balance zu führen. In diesem Buch werden ganz besonders Pflegepersonen beziehungsweise die sogenannten „Care-Arbeiterinnen" angesprochen, die vielleicht vergessen haben, was Self-care bedeutet. Self-care steht für Selbstfürsorge und somit auch für Selbstliebe. Es handelt sich dabei nicht um eine Technik, die ab und zu angewendet wird, sie sollte ins tägliche Leben integriert werden.

Wer andere pflegt, weiß, was dies wirklich bedeutet und mit welchen Herausforderungen man dabei konfrontiert wird.

Die sogenannte „Care-Arbeit" gibt es heutzutage in bezahlter und unbezahlter Form. Noch immer finden wir überwiegend Frauen in diesem Tätigkeitsfeld und viele, die sich auch beruflich für diesen Weg entschieden haben. Diese zahlenmäßig starke Berufsgruppe finden wir vor allem in akut-stationären Einrichtungen, in Rehakliniken, in Alten- und Pflegeheimen, aber auch im häuslichen Setting. Innerhalb dieser Bereiche gibt es viele verschiedene Pflegepersonen. All diese pflegenden Personen spreche ich hier direkt an.

Wenn man sich persönlich angesprochen fühlt, stößt man auf Resonanz und Interesse wird geweckt. Eine gewisse Neugier macht das Leben interessanter und wir sind bereit, etwas Neues ins Leben zu lassen. Nur so ist es möglich, das Hamsterrad zu verlassen und alte Verhaltensmuster durch bessere zu ersetzen.

Aus diesem Grund wird ein respektvolles, kollegiales „Du" bei den Übungsanleitungen verwendet. Fühl dich somit persönlich angesprochen und lass dich inspirieren. Es geht um dich und nur du selbst kannst dir mit Selbstliebe begegnen.

Für die Einfachheit und für den Wortfluss wird in diesem Buch das generische Femininum verwendet. Da die Pflege noch immer überwiegend ein Frauenberuf ist, wäre für dieses Buch alles andere ungeeignet. Natürlich sind alle männlichen Kollegen mitgemeint, auch wenn mancher Wortlaut befremdlich wirken mag. Wer Mentaltraining versteht, weiß, dass es bedeutsam ist, dass sich unsere Sprache weiterentwickelt, sodass sich langfristig alle angesprochen fühlen.

In diesem Praxisbuch für Pflegekräfte gibt es viele Tipps und Empfehlungen für den Alltag zu Hause sowie direkt in der Pflegeeinrichtung.

Die Anleitungen richten sich an Yogaanfängerinnen und an Personen, die noch kaum Erfahrungen mit mentalen Übungen gemacht haben. Allerdings können sich auch Geübte weiter inspirieren lassen. Oft reicht es, wieder erinnert zu werden. Das Ziel ist es, Verständnis für die Wichtigkeit von Selbstfürsorge zu wecken. Durch einen bewussten Kontakt zu sich selbst lernt man sich besser kennen. Die persönlichen Grenzen werden respektiert und man erkennt, dass im richtigen Moment ein kraftvolles „Nein" ein „Ja zu sich selbst" bedeutet.

Gerade wer kranke Menschen pflegt, sollte besonders auf die eigene Gesundheit achten. Durch bewusste Handlungen werden die körperliche und mentale Gesundheit gestärkt. Dadurch verändert sich Vieles zum Positiven – privat wie auch im Beruf. Wer in der eigenen Kraft lebt, kann selbstbewusst eigene Ideen einbringen und Ziele umsetzen. Aktiv am Geschehen mitzuwirken fördert das Gefühl von eigener Wertschätzung und Selbstwirksamkeit.

In diesem Praxisbuch stelle ich Übungen aus der alten Yogatradition und dem modernen Mentaltraining vor. Manchmal braucht es Methoden, um sich mutig selbst zu entdecken und dabei persönlich weiterzuentwickeln. Das beinhaltet auch, sich mit allen Aspekten anzunehmen. Wer sich in dieser Ganzheit wahrnimmt, wird liebevoll mit sich selbst und anderen umgehen. Ein Gefühl von Verbundenheit entsteht.

Mit dieser inneren Kraft kann man sich jeder Herausforderung stellen. Andere zu pflegen ist oft mehr als ein Beruf. Vielleicht holt man sich immer wieder in Erinnerung, warum man sich für diese Aufgabe entschieden hat.

Meine Empfehlung ist, sich auf die Vorschläge einzulassen und zu vertrauen, sodass Wandlung passiert. Du brauchst eine bewusste Entscheidung, wenn du im Leben etwas verändern willst. Ein entscheidender Schritt dazu ist, kraftzehrende Gewohnheiten wegzulassen und durch gesundheitsförderliche Praktiken zu ersetzen. Etwas Neues zu probieren macht in der Tat großen Spaß. Bevor es losgeht, vermittle ich noch ein paar theoretische Inhalte für ein besseres Verständnis.

Ich wünsche dir viel Spaß beim Lesen dieses Buches.

1.3 ÜBER YOGA

Yoga entstand vor tausenden von Jahren. Die aus Indien stammende philosophische Lehre, die körperliche und geistige Übungen beinhaltet, verhilft Menschen zu einer gesunden Lebensführung. Das ganzheitliche Konzept harmonisiert Körper, Geist und Seele. Das Wort „Yoga" ist vom Sanskrit-Begriff „yuj" abgeleitet, was „verbinden", „vereinen" oder auch „anschirren" bedeutet. Um dies besser zu verstehen, wird oft das Gleichnis von einem Wagen mit fünf Pferden verwendet. Der Wagen selbst soll den Körper darstellen. Die Pferde stehen symbolisch für die fünf Sinne, die den Kontakt zur Außenwelt aufnehmen. Den Wagen selbst lenkt der Geist und der Fahrgast ist die Seele. Das Geschirr, das alles zusammenhält und verbindet, ist Yoga.

Beim Praktizieren von Yoga geht es somit nicht um perfekte Körperhaltungen, sondern um einen inneren Weg. Es ist eine Entdeckungsreise zu sich selbst, auf der man Frieden mit dem eigenen Körper und Geist schließt. Das spirituelle Ziel ist, Selbstverwirklichung zu erfahren.

Schon lange hat Yoga auch unseren Kulturkreis erobert. Viele wissen, dass sich durch das Praktizieren von Yoga die körperliche und geistige Gesundheit verbessern. Wer einen Kurs besuchen möchte, muss sich mit einem riesigen Angebot und vielfältigen Yogastilen auseinandersetzen. Bei der Wahl sollte jede dem eigenen Interesse und der eigenen Intuition folgen. Im Allgemeinen führt das zu dem, was für die aktuelle Lebenssituation das Passende ist.

Traditionell gibt es vier große Yogawege, aus denen die verschiedenen Richtungen entstanden sind.

- Karma-Yoga – Yoga des selbstlosen Handelns. Damit sind Handlungen zum Wohle aller gemeint.
- Bhakti-Yoga – Yoga der Hingabe. Zu singen oder spirituelle Rituale durchzuführen, bringt die Gefühle zum Fließen und das Herz öffnet sich.
- Jnana-Yoga – Yoga des Wissens. Durch das Studieren von Schriften beschäftigt man sich mit großen Sinnfragen.
- Hatha- und Raja-Yoga – Yoga der Geisteskontrolle.

Von allen Pfaden ist Hatha-Yoga mittlerweile am bekanntesten. Der systematisch angelegte Übungsweg lehrt, wie Körper und Geist kontrolliert werden können. Bei diesem eher wissenschaftlichen Ansatz des Yoga wird Schritt für Schritt vorgegangen. Um die vielschichtigen Yogalehren zu vereinfachen und um sie besser ins tägliche Leben integrieren zu können, werden häufig diese fünf einfachen Prinzipien angewendet:

- Richtige Körperübungen (Asanas)
- Richtige Atmung (Pranayama)
- Richtige Entspannung (Savasana)
- Richtige Ernährung
- Positives Denken und Meditation (Vedanta und Dhyana)

Die Wirkungen dieser Prinzipien sind mittlerweile gut erforscht. Durch das regelmäßige Üben von Asanas bleibt der Körper beweglich und stark. Körperübungen und Atemübungen gleichen das Nervensystem aus und stärken die Resilienz. Negative Auswirkungen von Stress reduzieren sich. Durch bewusste Entspannung findet Regeneration statt. Richtige Ernährung reduziert das Entstehen von

Krankheiten. Durch positive Gedankengänge werden Herausforderungen leichter bewältigt.

Allgemeine Gelassenheit wird wahrgenommen. Im großen Ganzen fließt mehr Energie durch das eigene System und diese Vitalität ist deutlich zu spüren. Das alles sind Faktoren, die zur eigenen Gesundheit beitragen. Gerade wer im Beruf laufend mit Krankheit konfrontiert ist, sollte besonders achtsam mit sich selbst umgehen. Yoga zeigt mit den praktischen Übungen, wie das im Leben umgesetzt werden kann.

Wer allerdings tiefer in die Yogaphilosophie eintaucht, erfährt, dass sie vor allem ein spiritueller Weg ist. Die spirituellen Praktiken des Yoga erschaffen mehr inneres Gleichgewicht für das Leben und geben Stabilität für die fordernden Zeiten des Lebens. Gerade wer Kranke, Alte und auch Sterbende pflegt, wird immer wieder mit den großen Sinnfragen konfrontiert.

Wir alle sind spirituelle Wesen. Dies auch zu leben, bedeutet, dass wir uns mit unserem Inneren – unserem wahren Sein – beschäftigen und dabei lernen, immer mehr den Weg des Herzens zu gehen. Ein spirituell geführtes Leben erfüllt auf allen Ebenen.

1.4 ÜBER MENTALTRAINING

Wissen und Methoden zur Anwendung der Gedankenkraft findet man in vielen alten Traditionen und Religionen. Mentaltraining ist somit auch eine Art Yogaübung und deckt den Teil rund um das positive Denken ab.

Eine überlieferte Weisheit des Buddha sagt: „Wir sind, was wir denken. Alles, was wir sind, entsteht aus unseren Gedanken. Mit unseren Gedanken formen wir die Welt." Es ist höchste Zeit, sich tiefer mit dieser bedeutsamen Information auseinanderzusetzen.

Täglich hat der Mensch ca. 60 000 Gedanken. Was wir heute denken, ist das Resultat von all den Informationen, die wir im Laufe des Lebens gesammelt haben.

Als bildlichen Vergleich kann man sich das Gehirn wie einen Computer vorstellen, wobei die Gedankengänge der installierten Software entsprechen. Eltern, Geschwister, Lehrerinnen, Freundinnen, Kolleginnen, Nachbarinnen, Nachrichten, Social Media, Fernsehen, Bücher und sämtliche Erfahrungen haben uns „programmiert". Die Auffassung, wie die Welt und somit die eigene Realität funktioniert, entsteht aus all den Informationen, die wir im Laufe des Lebens akkumuliert haben. Unsere Erfahrungen in der Kindheit haben uns am meisten geprägt. Viele vermeintliche Tatsachen wurden allerdings nie wieder hinterfragt. Ist in uns „Ich bin nicht gut genug" oder „Ich bin nicht klug" abgespeichert, dann wird das auch im Erwachsenenalter immer wieder unsere Entscheidungen beeinflussen. Fehlendes Selbstvertrauen trägt dazu bei, dass man sich zum Beispiel nicht für Positionen bewirbt, die Erfüllung bringen würden.

Es gibt zahlreiche Glaubenssätze, die in uns abgespeichert sind und uns im Vorankommen blockieren. „Ich muss immer perfekt sein" sorgt vielleicht dafür, dass Entspannung schwerfällt. Bevor man sich ausruht, müssen auch noch das Haus, der Garten oder die Kinder vollkommen versorgt sein. Mit der Vorstellung „Ich muss alles allein schaffen" fällt es schwer, fremde Hilfe anzunehmen. Die Programmierung „Ich bin es nicht wert" wird bei jeder Gehaltsverhandlung ein Unwohlsein auslösen.

Auch die verwendete Sprache beeinflusst sowohl unser Denken als auch unser Handeln. Alles, was wir hören, nehmen wir auf bzw. vieles geben wir oft unüberlegt weiter. Je nach Betonung und Mimik können Worte unterschiedlich ausgelegt werden. Genaues Hinhören und Hinterfragen lohnt sich immer.

In unserem alltäglichen Sprachgebrauch verwenden wir gerne Negativformulierungen. Ein köstliches Essen bezeichnen wir als „nicht schlecht". In der Festtagskleidung sagt man sich beim Mittagessen „Jetzt nur nicht kleckern" – und schon ist es passiert. Wir sollten nie unterschätzen, was unterbewusst in uns passiert.

Ebenso verändert sich die Sprache und das ist auch gut so. Aktuell wird noch immer heiß diskutiert, ob eine gendergerechte Sprache wirklich notwendig ist. Wer Mentaltraining versteht, weiß, dass es einen großen Unterschied macht, ob alle Personen erwähnt werden oder eben nicht. In einer männlich geprägten Sprache werden für viele Frauen manche Positionen und Ziele unrealistischer, da die entsprechenden Worte und somit die Gedankengänge und inneren Bilder dazu fehlen.

Ständig führen wir einen inneren Dialog mit uns selbst – viele Gedanken sind weder aufbauend noch hilfreich. Das meiste Denken passiert unbewusst, hat aber Auswirkungen auf unsere Gefühlswelt sowie auf die Handlungen, die daraus entstehen. Wir können nicht NICHT-mental handeln. Wer mental stark sein will und ein kraftvolles Leben führen möchte, muss somit beginnen, das eigene Denken zu hinterfragen und zum Positiven zu wandeln. Ein veränderter Blickwinkel öffnet viele Horizonte. Die Gedanken bewusst einzusetzen, bedeutet, das Leben selbst aktiv zu gestalten und die Opferrolle zu verlassen. Das gibt Vertrauen in das eigene Leben. Mit Anleitungen aus dem Mentaltraining übt man Schritt für Schritt, die eigenen Gedankenprozesse besser zu verstehen und sie zu kontrollieren.

Der Begriff Mentaltraining wurde in den letzten Jahren immer geläufiger. Die Methode ist vor allem aus dem sportlichen Bereich bekannt, in dem Bewegungsabläufe mit Visualisierungen optimiert werden. Die Wissenschaft hat inzwischen herausgefunden, dass das menschliche Gehirn kaum unterscheidet, ob etwas wirklich stattfindet oder nur als mentale Übung durchgeführt wird. Aufgrund neuer Erfahrungen bildet das Gehirn entsprechende neuronale Verknüpfungen. Je häufiger eine bestimmte Denkweise eingeübt wird, desto mehr Netzwerke zu diesem Thema bilden sich. Das Nervengewebe passt sich an, unabhängig vom Alter. Die eigenen Gedankenabläufe werden dabei nachhaltig verändert.

Hier eine bildliche Erklärung der Neuroplastizität, also der Fähigkeit des Gehirns, seine Struktur und Funktion zu verändern:

Stelle dir eine Wiese mit hohem Gras vor. Geht man nur einmal über diese Wiese, wird sich das Gras wieder aufstellen. Wandert man täglich über dieses

Grasland, wird ein sichtbarer Weg entstehen. So ist das auch mit den Gedanken. Was wir häufig denken, festigt sich und wird zur eigenen Realität und Wahrheit. Es ist ein wenig so, als baue sich jede durch die Art und Weise, wie sie denkt, die eigene Realität auf. Das muss einem bei Diskussionen einfach bewusst sein und man muss sich immer die Frage stellen: „Ist das wirklich wahr?“

Wer sich im Mentaltraining übt, entscheidet sich bewusst, einen neuen Weg zu bahnen und den Horizont zu erweitern.

Wer Denkgewohnheiten zum Positiven verändert, stellt fest, dass sich damit sehr schnell das eigene Leben wandelt. Das hat nichts mit dem Verdrängen von Tatsachen zu tun, sondern mit der Erweiterung der Sichtweise. Der Möglichkeitsraum vergrößert sich. Plötzlich verändert sich der Blick auf die Außenwelt und ein neues Bild entsteht. Dieses Phänomen wird als selektive Wahrnehmung bezeichnet, da nur bestimmte Aspekte der Umwelt aufgenommen bzw. ausgeblendet werden. Der Grund dafür ist, dass unser Gehirn filtert. Das, was wir oft denken, wird im Außen schneller erkannt und rückt in den Vordergrund.

Jeder Gedanke wirkt sich auch auf den Körper aus. Denkt man zum Beispiel an eine Zitrone, in die man beißt, merkt man schnell, wie sich im Mund alles zusammenzieht. Ähnliches passiert, wenn ein unangenehmer Gedanke immer wieder kreist. Denken wir an ein schönes Erlebnis, wie zum Beispiel einen Sonnenuntergang am Meer, so fühlen wir uns entspannt und ein Lächeln wandert über unsere Lippen. Die entsprechende Stimmung aus der Erinnerung wird wieder erlebt. Jede Emotion setzt Botenstoffe frei, entsprechend ist die innere Chemie beschaffen. Durch das Denken wird bestimmt, ob mehr Stresshormone oder Glückshormone durch das Blut fließen.

Deshalb sind mentale Trainingsmethoden ein wertvolles Tool rund um den Bereich Gesundheitsförderung und Persönlichkeitsentwicklung. Lernen, wie man positiver denkt, bedeutet nicht, die Schattenseiten des Lebens und Unangenehmes zu verdrängen. Wir sind ganzheitliche Wesen und in uns sind auch oft ungeliebte Anteile, die wir wahrnehmen müssen, wenn wir ganz und heil sein wollen.

Sich aber des eigenen Denkens bewusst zu werden und es selbst zu lenken, bedeutet, das Steuer selbst in die Hand zu nehmen. Das ist ein Anzeichen für persönliche Stärke.

Es wird immer wieder Herausforderungen im Leben geben, allerdings kommt es darauf an, wie man mit ihnen umgeht. Durch Mentaltraining reduzieren wir das Stressempfinden deutlich und bleiben handlungsfähig. Dadurch erkennen wir bessere Herangehensweisen und weitere Möglichkeiten. Aus diesem Grund ist diese Technik gerade in fordernden Berufen wie in der Pflege sehr bereichernd. Wer kranke Menschen pflegt, soll dabei selbst körperlich und mental gesund bleiben.

2

HERAUSFORDERUNGEN IN DER PFLEGE

*„Die Definition von Wahnsinn ist,
immer wieder das Gleiche zu tun
und andere Ergebnisse zu erwarten."*

(RITA MAE BROWN)

2.1 DIE AKTUELLE PFLEGESITUATION ALS HERAUSFORDERUNG FÜR ALLE

„Pflege in der Krise" beschreibt die aktuelle Situation im Gesundheitsbereich sehr passend. Wie konnte es so weit kommen?

Bereits Mark Twain sagte „Gesundheit ist das höchste Gut des Menschen". In den Kliniken und Pflegeeinrichtungen finden wir heutzutage sehr gut ausgebildete Frauen und Männer, denen dieses höchste Gut der Menschen anvertraut wird. Pflegende haben den meisten Kontakt zu den Kranken und Pflegebedürftigen. Die pflegerischen Kernkompetenzen in der allgemeinen Gesundheits- und Krankenpflege sind vielfältig. Trotzdem wird in unseren reichen Industrieländern noch immer über gerechten Lohn und bessere Arbeitsbedingungen für Pflegende diskutiert. Pflegereformen sind seit Langem im Gespräch, einige Maßnahmen davon wurden umgesetzt und dennoch ist die Pflege nach wie vor in der Krise. Personalmangel ist an der Tagesordnung. Eine Berufsgruppe, die einen so wertvollen Beitrag zur Gesellschaft leistet, ist erschöpft und brennt zunehmend aus. Erst durch die Pandemie kam das wahre Ausmaß der Missstände auch in der Öffentlichkeit an, denn da wurde es plötzlich für alle relevant.

Aus der Geschichte der Krankenpflege wissen wir, dass ursprünglich aus Nächstenliebe gepflegt wurde. Es war die Aufgabe der Frauen, die gebrechlichen und kranken Menschen zu versorgen. An historischen Maßstäben gemessen, ist die Weiterentwicklung der Pflege zu einem professionellen Dienstleistungsberuf noch sehr jung. Erst Mitte des 20. Jahrhunderts entstanden spezialisierte Pflegeberufe. Wenngleich mittlerweile auch tatkräftige Männer in diesem Arbeitsgebiet tätig sind, ist die Pflegearbeit nicht gleichmäßig verteilt. In Gesundheitsberufen arbeiten noch immer über 80 Prozent Frauen. Lange wurde die berufliche Tätigkeit der Frau nur als Zuverdienst für die Familie betrachtet. Das wirkt sich noch immer aus. Gesamtgesellschaftlich gesehen hängen wir weiterhin in diesen alten Mustern und Denkweisen fest. Veränderungen und somit Verbesserungen der Arbeitsbedingungen in typischen „Frauenberufen" finden nur sehr langsam statt. Den Frauen fehlen oft der Mut und die Kraft, um sich aktiv für ihre beruflichen Bedürfnisse einzusetzen.

Zeitgleich findet ein demografischer Wandel statt. Die Bevölkerung wird älter und der Pflegebedarf steigt. Wurden früher die Weisheit und die Erfahrung unserer Ältesten hochgeschätzt, so wird mittlerweile gegoogelt oder die Künstliche Intelligenz um Rat gefragt. Die Achtung für unsere ältere Bevölkerungsgruppe sinkt und somit auch die Wertschätzung für jene Personen, die sie pflegen.

Vom Kapitalismus geprägt entstanden auch im Gesundheitsbereich gewinnorientierte Unternehmen. Der Erfolg einer Klinik oder eines Pflegeheimes wird anhand von finanziellem Gewinn gemessen und nicht daran, wie es den Patientinnen, Heimbewohnerinnen oder Angestellten wirklich geht.

Spannenderweise ist dieser klassische Frauenberuf zusätzlich besonders stark von patriarchalen Strukturen geprägt. Hierarchische Organisationsformen machen es schwierig, dass Begegnung auf Augenhöhe stattfindet. Potenziale der einzelnen Mitarbeiterinnen werden dabei übersehen und nicht gefördert. Das alles trägt zu zwischenmenschlichen Spannungen und zur Unzufriedenheit im Arbeitsbereich bei.

Unser Gesundheitssystem trifft auf viele komplexe Themen: ein nicht am Gemeinwohl orientiertes Wirtschaftssystem, starre Hierarchien, Geringschätzung und auch die noch immer nicht gelebte Gleichberechtigung von Frauen und Männern. Systeme entstehen aus vielen unterschiedlichen Faktoren, die alle ineinanderwirken. Letztendlich ist jede einzelne Person Teil dieses Systems. Es ist unnötig, nach Schuldigen zu suchen. Wir als Gesellschaft sollten allerdings immer wieder hinterfragen, was es für ein gesundes Miteinander und das Gemeinwohl wirklich braucht. Wir haben den Verstand, um reflektieren und verbessern zu können. Welche Strukturen haben sich nicht bewährt und dürfen deshalb verändert werden? Innovation braucht immer Mut und Kraft und es benötigt Menschen, die andere Wege gehen und vorzeigen, dass Wandel möglich ist.

Noch ist die Pflege allerdings in der Krise. Diese Tatsache macht dich vielleicht wütend, ärgerlich, zornig oder bringt dich zum Toben. Möglicherweise entsteht auch ein Gefühl von Verzweiflung, tiefer Traurigkeit, Machtlosigkeit oder du ziehst dich deshalb resigniert zurück. Vielleicht ist es für dich zur Gewohnheit geworden, über alles zu klagen und ständig zu jammern.

Die verschiedenen Gefühle, die bei den Überlegungen über die aktuelle Pflegesituation entstehen, dürfen sein und müssen wahrgenommen werden.

Sich ganz und somit heil zu fühlen, bedeutet, alle Aspekte dieses Leben zur Gänze zu erfahren. Unsere Emotionen sind weder gut noch schlecht. Sie sind vielmehr ein Wegweiser für das eigene Leben. Aktuelle Gegebenheiten und Emotionen wie Wut oder tiefe Traurigkeit zu verdrängen, bedeutet allerdings Dauerstress. Das ist ein Leben im ständigen Kampf- und Fluchtmodus. Das kostet viel Kraft und macht langfristig handlungsunfähig und krank.

Etwas zu akzeptieren, wie es jetzt ist, bedeutet nämlich nicht, dass es so bleiben muss. Frei nach dem Motto: „Love it, leave it or change it." – „Liebe es, verlasse es oder verändere es." Niemand ist machtlos, denn jede Einzelne hat immer eine Wahl.

Nach all den Überlegungen über die aktuelle Pflegesituation sollten wir die Bedeutung des Wortes „Krise“ noch einmal genauer hinterfragen. Das chinesische Schriftzeichen dafür besteht aus zwei Teilen: Der eine Teil bedeutet Gefahr oder Risiko und der andere Abschnitt heißt Chance.

Die aktuelle Pflegekrise kann somit auch eine Möglichkeit sein, dass sich eine selbstbewusste Berufsgruppe zeigt: Pflegepersonen, die mutig selbst mitbestimmen, wie sie pflegen möchten. Bei all den komplexen Themen, die mittlerweile entstanden sind, braucht es die Weisheit von vielen. So kann Veränderung stattfinden. Jeder einzelne Beitrag ist wichtig.

Wer die eigene Berufung in der Pflege von Menschen gefunden hat, darf stolz das Brustbein heben, gedanklich die Ärmel hochkrempeln und sich sagen: „Es gibt noch viel zu tun und ich trage meinen Teil dazu bei.“

Aus diesem Grund ist Self-care so wertvoll. Veränderung fängt immer bei dir selbst an. Wer komplett in die Eigenverantwortung geht, führt ein selbstbestimmtes Leben. Wer sich gut um sich selbst kümmert, hat Energie und kann mitwirken. Einen Beitrag zum Ganzen zu leisten, gibt dem eigenen Leben mehr Sinn. Es gibt viele Möglichkeiten dazu.

2.2 KÖRPERLICHE ANFORDERUNGEN IM PFLEGEBERUF

Pflegende sind mit verschiedenen Berufsrisiken konfrontiert, berufsbedingte Krankheiten sind sehr häufig. Muskel- und Skeletterkrankungen, Atemwegsinfekte, Hautreizungen und auch psychische Erkrankungen sind Gründe für längere Krankenstände. Typische Arbeitsbelastungen sind das schwere Tragen und Heben, langes Stehen und Gehen. Hygienemaßnahmen im Umgang mit kranken und pflegebedürftigen Menschen sind unverzichtbar, allerdings bedeutet das für die Berufsgruppe den ständigen Hautkontakt mit Desinfektionsmitteln und in manchen Bereichen das Tragen von Mund- und Nasenschutz. Schicht- und Nachtarbeit behindern einen regelmäßigen Biorhythmus, somit leiden viele Pflegepersonen an Schlafstörungen. Dies und chronischer Stress wirken negativ auf das Immunsystem.

Das Thema Prävention rückt immer mehr in den Vordergrund. Die Arbeitgeberinnen sind gefragt. Die Rahmenbedingungen müssen allgemein verbessert werden. Angebote für die Mitarbeiterinnen wie Rückenschule, Entspannungsmethoden, Supervision und Psychohygiene müssen ausgeweitet und vom Pflegepersonal auch angenommen werden. Ein allgemeines Umdenken sollte stattfinden, denn letztendlich ist jede für den eigenen Körper und Geist zuständig. Selbstverantwortung zu übernehmen, bringt jede Person in ihre volle Kraft.

Aufopferungsvoll kümmert man sich zwar um die anderen, die eigenen Grenzen werden aber missachtet. Viel zu oft gehen Pflegekräfte krank aufgrund des fragwürdigen Gedankens in die Arbeit, dass man Kolleginnen nicht im Stich lassen könne. Langfristig gesehen verschleppen sich mit dieser inneren Haltung Krankheiten nur und der Schaden ist größer als zuvor.

Self-care bedeutet, dass man sich gut um sich selbst kümmert und auf die eigenen Bedürfnisse achtet. Ein anderes Wort dafür ist „Selbstliebe“. Mit dieser inneren Haltung öffnet sich das Herz.

2.3 PSYCHISCHE BELASTUNGEN

Neben den körperlichen Beschwerden klagen viele Pflegekräfte über psychische Symptome in Form von Niedergeschlagenheit, Konzentrationsproblemen, Reizbarkeit, Nervosität und Ängsten. Das alles können Folgen von chronischem Stress sein. Es gibt unzählige Stressoren, die individuell sehr unterschiedlich sind.

Zeit- und Leistungsdruck, körperliche Anstrengungen, Reizüberflutungen, aber auch emotionale Belastungen, die im Pflegealltag üblich sind, zählen dazu. In diesem Fall ist das Gehirn nicht unser bester Freund, denn diese Situationen werden als lebensbedrohlich eingestuft. Die körpereigene Alarmreaktion wird aktiviert. Während dieser sogenannten Kampf- und Fluchtreaktion ist der Sympathikus aktiv. Dieser Teil des Nervensystems ist nicht bewusst steuerbar. Um auf die vermeintliche Gefahr reagieren zu können, wird innerhalb von Sekunden eine Reihe von Reaktionen ausgelöst: Adrenalin wird ausgeschüttet, der Herzschlag wird schneller und die Pupillen werden geweitet. Noradrenalin trägt dazu bei, dass Blut hin zu den großen Muskelgruppen verlagert wird. Unnötige Verbraucher wie Verdauung und Fortpflanzung werden heruntergefahren. Durch die Ausschüttung von Cortisol wird das Immunsystem beeinflusst, sodass die Entzündung von möglichen Kampfwunden reduziert werden kann.

Das Problem ist, dass wir weder kämpfen noch davonlaufen. Es fehlt die Aktion, auf die man körperlich vorbereitet wurde. Eine anschließende Erholungsphase fällt ebenso aus. Die Stresshormone werden also nicht ausreichend abgebaut und wir behalten sie in uns.

So entsteht chronischer Stress. Das bedeutet, dass das sympathische Nervensystem zu lange und übermäßig aktiviert ist. Das hat weitere negative Auswirkungen. Folgen sind Schlafstörungen, Herz- und Kreislauferkrankungen sowie psychische Erkrankungen wie Burn-out und Depression. Eine langfristige Überlastung bringt die neuronalen Netzwerke aus dem Gleichgewicht und Gehirnstrukturen bauen sich um. Da das Angstzentrum überstimuliert wird, fühlt man sich auch schneller überfordert sowie hilflos und wird reizbar und nervös. Der veränderte Hippocampus, der eigentlich für Lernen und Erinnern zuständig ist, beeinflusst das Lernvermögen dann negativ. Der präfrontale Cortex ist wichtig für die Kontrolle von Emotionen. Bei chronischem Stress wird das Urteilsvermögen beeinträchtigt und Entscheidungen zu treffen fällt schwerer. Diese Symptome sind vielen Menschen bekannt.

An sich ist eine Aktivierung des sympathischen Nervensystems nicht schädlich, sondern eine wichtige Funktion. Das Problem ist nur, wenn sich Sympathikus und Parasympathikus im Schnitt nicht die Waage halten.

Stress lässt sich nicht immer vermeiden. Es wird auch unterschieden zwischen Distress und Eustress. Es darf im Leben auch mal anstrengend und fordernd sein, denn das brauchen wir, um persönlich zu wachsen. Die Rede ist dann von Eustress, dem guten Stress. Stuft das Gehirn irgendwann alles als Bedrohung ein, dann erleben wir ständig Distress, also den negativen Stress, der langfristig krank macht. Die gute Nachricht ist, dass diese schädlichen Wirkungen gewandelt werden können. Methoden wie Yoga und Mentaltraining setzen genau da an. Stress wird durch die Körperübungen abgebaut und die Konzentration wird geschult. Das ist der Schlüssel für allgemeines Wohlbefinden und Glücklichsein.

Dank bildgebender Verfahren wie der Magnetresonanztomographie konnte die Wirkung von Yoga beurteilt werden. Mittlerweile ist nachgewiesen, dass sich durch das regelmäßige Praktizieren von Yoga Gehirnstrukturen umgestalten können. Die graue Substanz verändert sich. Die Überaktivität des limbischen Systems wird reduziert. Das innere Alarmsignal reagiert deshalb nicht mehr so überempfindlich und nicht alles wird sofort als Gefahr eingestuft. Durch mentale Übungen entstehen neue neuronale Verbindungen, Körper und Psyche bleiben gesund und veränderte Gehirnstrukturen regenerieren sich wieder. Allgemein fühlt man sich widerstandsfähiger und selbst schwierige Krisen, Katastrophen und Lebenssituationen werden ohne dauerhafte Beeinträchtigung überstanden. Dies ist ein Anzeichen von Resilienz.

Es wird sich in der Pflege am hohen Arbeitsaufwand nicht sofort etwas ändern. Wer aber den Pflegeberuf gerne ausübt, sollte immer wieder für Ausgleich sorgen und sich überlegen, welche Methoden die mentale Gesundheit erhalten. Es gibt kleine Übungen, die viel bewirken können.

2.4 SPIRITUELLE HERAUSFORDERUNGEN

Pflege ist oft mehr als ein Job, mit dem man Geld verdient. Fragt man Pflegepersonen nach der Motivation hinter ihrer Berufswahl, kommen Antworten wie „Ich möchte etwas Gutes tun“ oder „Anderen Menschen zu helfen, erfüllt mich“. Viele sprechen sogar von ihrer Berufung und folgen überzeugt dem Ruf, der von ihrer Seele kommt. Wer das Leben mit Sinn erfüllt, findet immer wieder einen Grund, den nächsten Schritt zu gehen – auch wenn er noch so herausfordernd ist.

Nach einigen Jahren in einem sozialen Beruf fühlen sich allerdings einige ihrer Illusionen beraubt und blicken ernüchtert auf die Gegebenheiten. Das Konzept von ganzheitlicher Pflege wird von Fallpauschalen, Bettenplanung, Personalschlüssel und rechtlicher Absicherung durch eine uferlose Dokumentation überschattet. Es schmerzt und frustriert, wenn man aus Zeitmangel nicht die eigenen Wertvorstellungen leben kann. Aus dem ursprünglichen Gedanken, sich für das Allgemeinwohl nützlich machen zu wollen, wird Resignation, ein Gefühl von Machtlosigkeit entsteht. Den Dienst strikt nach Vorschrift zu absolvieren, scheint dann oft die Lösung zu sein. Wer aufgrund dessen „abstumpft“, fühlt sich getrennt – von sich selbst und von den Mitmenschen. In diesem Zustand ist der „Dienst am Nächsten“ kaum möglich.

Das Unterstützen von und Beistehen bei Heilung und Genesung kann nicht auf körperliche Bedürfnisse reduziert werden. Der „Brustkrebs in Zimmer fünf“ ist die Mutter einer fünfjährigen Tochter, die „akute Pankreatitis auf der Nachbarstation“ hat einen Migrationshintergrund und für die „Bewohnerin im Pflegeheim“ ist es das letzte Zuhause. An einem Ort, an dem sich alle mit den Themen Krankheit und Tod beschäftigen, müssen viele Bedürfnisse beachtet werden.

Wer zwecks Krankheit aus der gewohnten Routine gerissen wird, trifft Aussagen wie: „Warum ich?“, „Hätte ich doch nur anders gelebt“ oder „Tut das Sterben weh?“ Viele beschäftigen sich im Rahmen einer Erkrankung das erste Mal mit der körperlichen Vergänglichkeit und plötzlich sind Glaubensfragen relevant. Diese spirituellen Anliegen sind oft nur schwer fassbar und trotzdem braucht es viel Raum dafür. In dieser Phase ist der Wunsch danach, gehört und gesehen zu werden, sehr groß. Als ganze Person wahrgenommen zu werden – als Körper, Geist und Seele – schenkt Vertrauen zu sich selbst und zu dem, was jetzt ist. Wer als Pflegende diese Bedürfnisse aus Zeitmangel nicht erfüllen kann, kann diesen Teil der Pflegetätigkeit nicht ausleben. Das frustriert.

Ganz subtil schwingen all diese Themen im Hintergrund mit. Als Pflegerin hat man gelernt, die Patientinnen aus der Distanz zu beobachten. Allerdings ist es oft unmöglich, schwere Schicksale mit dem bloßen Verstand zu verstehen und einzuordnen. Wir sind keine Roboter und wir fühlen mit. Ebenso bleibt es nicht aus, dass man sich von Zeit zu Zeit mit verschiedenen Fragen beschäftigt. „Wird es mir auch so gehen?“, „Werde ich auch krank werden?“, „Werden meine Angehörigen krank werden?“, „Wer bin ich eigentlich?“, „Bin ich der Körper?“, „Bin ich vergänglich?“, „Wie fühlt sich irgendwann mein Tod an?“, „Was wartet nach dem Tod?“, „Gibt es noch mehr oder ist dann alles vorbei?“

Wir alle sind spirituelle Wesen, die menschliche Erfahrungen machen. Das kann nicht verdrängt werden.

Im Pflegeberuf wird man mehr mit diesen großen Themen konfrontiert als in vielen anderen Berufen. Oft fällt es schwer, fremde Angelegenheiten von den eigenen zu unterscheiden. Die verschiedenen Empfindungen, die dadurch entstehen, sind oft unangenehm und schmerzhaft. Noch gibt es kein Schulfach über Achtsamkeit und den Umgang mit Gefühlen und Emotionen. Vielleicht müssten wir von klein auf lernen, dass wir vor Gemütszuständen nicht weglaufen können. Sie kommen und gehen und sind nur so im Fluss. Was verdrängt wird, steckt fest, will erst recht beachtet werden und blockiert die Lebensenergie.

Viel zu oft unterdrücken und verdrängen wir Gemütszustände, die wir als negativ einstufen. Fremde Schicksale mit mitfühlendem Abstand zu beobachten fällt oft schwer und man beginnt mitzuleiden. Das herzöffnende Mitfühlen wird mit dem krankmachenden Mitleiden verwechselt. Diese Art von Leiden wird oft als eine

Enge und Schwere im Brustraum beschrieben. Symbolisch machen wir das Herz zu und bauen einen Panzer um uns auf.

Yoga mit mentalen Übungen bringt wieder mehr Harmonie und Leichtigkeit ins Leben. Die philosophischen Ansätze machen Mut und man ist bereit, sich allen Herausforderungen zu stellen und sämtliche Gefühle anzuerkennen. Hinderliche Gedankenmuster, Ängste und emotionale Blockaden lösen sich auf. Sinnbildlich öffnet sich das Herz wieder. Das schafft Raum für Liebe, Mitgefühl, Vertrauen und inneren Frieden. In diesem Zustand sind wir in der vollen Kraft und tief verbunden mit uns selbst und allem, was ist.

3

PRINZIPIEN FÜR DIE EIGENE GESUNDHEIT

*„Wer nicht jeden Tag etwas Zeit
für die Gesundheit aufbringt,
muss eines Tages sehr viel Zeit
für die Krankheit opfern."*

(SEBASTIAN KNEIPP)

3.1 GESUNDES LEBEN

Wie wir sehen, gibt es viele Herausforderungen im Pflegeberuf, die das eigene Leben und die persönliche Vitalität ins Schwanken bringen können.

Jede Pflegeperson kennt die Definition von Gesundheit der Weltgesundheitsorganisation: „Gesundheit ist ein Zustand völligen körperlichen, geistigen und sozialen Wohlbefindens [...]“. Wer andere pflegt, beschäftigt sich allerdings überwiegend mit Krankheit und Gebrechen. Neurologisch gesehen entstehen dabei sehr viele Verbindungen im Gehirn zum Thema Krankheit. Dieser Pfad ist im Gehirn sehr breitgetreten. Gerade deshalb ist es wertvoll, die Aufmerksamkeit immer wieder bewusst auf das Thema Gesundheit zu lenken.

Der menschliche Körper versucht bei Abweichungen, wieder ein Gleichgewicht der verschiedenen Körperfunktionen herzustellen. So werden Blutdruck, Temperatur und pH-Wert geregelt. Das alles versteht man unter dem Begriff Homöostase. Gerät allerdings zu viel aus dem Lot, braucht der Körper eine Unterstützung, um die Balance wieder aufrechtzuerhalten. Yoga hilft diese sogenannten Selbstheilungskräfte wieder zu aktivieren. Es handelt sich um ein ganzheitliches Konzept, bei dem wir mit dem Körper und dem Geist arbeiten. Die folgenden fünf Prinzipien wirken in Kombination gesundheitsfördernd.

3.2 RICHTIGE KÖRPERÜBUNGEN

Katze, Kuh, Hund, Kobra, Taube oder Schmetterling – Yogaerfahrene wissen, dass es sich bei diesen Tiernamen um Asanas handelt. „Asana" ist das Sanskrit-Wort für Sitz- oder Körperhaltung und bedeutet auch „fester Sitz". Asanas sind die Körperübungen innerhalb des Yogaweges. Bei vielen Yogarichtungen werden Asanas durchgeführt, in denen man verweilt, atmet und spürt. Es gibt auch dynamische Stile, bei denen sogenannte Flows, also Bewegungsabfolgen, geübt werden.

Das Ziel jeder Yogapraxis ist die Harmonisierung von Körper und Geist.

Die positiven Wirkungen einer regelmäßigen Yogapraxis sind vielfältig und mittlerweile auch gut erforscht. Yoga beinhaltet immer ein ganzheitliches Konzept und die Körperübungen werden konzentriert in Kombination mit der Atmung ausgeführt. Nach jeder Yogaeinheit folgt eine Entspannungsphase.

Hier ein Überblick über einige Wirkungen, die du durch eine regelmäßige Yogapraxis erzielen kannst:

- Du verbesserst deine Haltung.
- Du steigerst die Elastizität der Wirbelsäule.
- Deine Gelenke werden beweglicher.
- Deine Muskeln werden kräftiger und besser durchblutet.
- Deine Verspannungen lösen sich.
- Dein Hormonsystem wird harmonisiert.
- Dein Nervensystem wird beruhigt und gestärkt.
- Dein Lymphsystem und Stoffwechsel werden angeregt.
- Dein Herz-Kreislauf-System wird positiv beeinflusst.

Während einer Yogaeinheit werden Umkehrpositionen, Drehungen, Vor-, Rück- und Seitbeugen durchgeführt. Zusätzlich werden immer wieder kleine Zwischenentspannungen eingebaut. Im Gegensatz zu herkömmlichem Sport wird besonders darauf geachtet, dass die Muskeln durch das sanfte Training nicht übersäuern. Das Ziel ist, dass man sich nach der Yogaeinheit nicht ausgepowert, sondern voller Energie fühlt.

Wenn man die vielen gesundheitsfördernden Wirkungen liest, ist sehr schnell klar, warum das Ausführen von Yoga-Asanas für die Berufsgruppe der Pflegenden so wertvoll ist. Körperliche Belastungen werden ausgeglichen, aber auch ein weiterer Aspekt ist beachtenswert. Alles, was der Körper erlebt, wirkt sich auf den Geist aus und andersherum ebenso. Wie bereits erklärt, entstehen neuronale Verbindungen durch die Art und Weise, wie wir denken. Unsere Denkweise wirkt sich wiederum auch auf den gesamten Körper aus. Wer ständig zweifelt und sich unsicher und ängstlich fühlt, verändert die Körperhaltung, indem der Kopf eingezogen und der Rücken gekrümmt wird. Hebt man hingegen stolz die Brust, signalisiert man „Ich bin mir meiner selbst bewusst."

Der Körper verändert sich durch Yogaübungen, eine bessere Haltung wird verinnerlicht. Dabei lösen sich alte Muster und Verhaltensweisen auf.

Das achtsame Praktizieren der Asanas gibt auch Raum zum Spüren, was gerade ist. Wir machen Erfahrungen auf verschiedenen Ebenen. So erfährst du innerhalb der Yogastunde einen ständigen Wechsel von Kontrasten. Anstrengung und Leichtigkeit, Einatmung und Ausatmung, Anspannung und Entspannung, Aktivität und Passivität, Festhalten und Loslassen. Gefühle und Emotionen kommen und gehen. Alles darf sein.

Achtsam zu üben bedeutet, bewusst im gegenwärtigen Moment zu sein mit allem, was ist – mit offenem Blick und urteilsfrei. Alles in unserer Welt beruht auf dem Prinzip der Gegensätze. Es gibt immer zwei Pole, die sich aufeinander beziehen und somit ergänzen. Ohne Schatten gibt es kein Licht. Erst zusammen werden sie eins. Nur mit offenem, liebendem Herzen nehmen wir diese tiefe Verbindung wahr.

Führt man regelmäßig mechanische Körperübungen durch – wie sie auch beim Kraftsport üblich sind – zeigen sie eine positive Wirkung. Die Körpermuskulatur baut sich auf. Yoga selbst praktiziert man allerdings in Kombination mit Konzentration und Atmung. Die zusätzlichen philosophischen Ansätze von Yoga vermitteln eine ganzheitliche Sichtweise und Herangehensweise für das Leben. Letztendlich kommt es immer auf die innere Haltung an. Yoga wird deshalb gerne mit den Worten „Weg zur Selbsterkenntnis" beschrieben.

3.3 RICHTIGE ATMUNG

Unser Leben erstreckt sich vom ersten bis zum letzten Atemzug. Umso mehr verwundert es, dass wir unserem sogenannten Odem im Alltag so wenig Aufmerksamkeit schenken.

Sauerstoff ist für die Energiebereitstellung wichtig und wird über die Atmung aufgenommen. Der Vorgang wird über das Atemzentrum gesteuert. In Ruhe atmen wir langsamer als in Aktivität. Die Atembewegung findet unbewusst statt. Normalerweise atmen wir durch die Nase ein. Die Luft wird dabei angewärmt, befeuchtet und gefiltert. Die Lunge entfaltet sich, indem sich vor allem die Zwischenrippenmuskeln und das Zwerchfell dehnen. Bei jedem Atemzug wird Sauerstoff aufgenommen, der für unsere Zellen essenziell ist. Bei der Ausatmung erschlaffen die Atemmuskeln wieder. Das Zwerchfell wölbt sich nach oben, der Brustkorb senkt sich und dabei wird Kohlendioxid wieder aus dem Körper gepresst. Erst nach einer vollständigen Ausatmung ist wieder Platz für neuen Sauerstoff.

Das vegetative Nervensystem regelt diese lebenswichtige Funktion. Die Atmung passt sich an die aktuelle Situation an. Je nach Ereignis ist entweder der Sympathikus oder der Parasympathikus aktiver. Erlebt man Stress, ist der Sympathikus aktiv und die Atemfrequenz wird erhöht. Fühlen wir uns sicher und entspannt, reduziert der Parasympathikus die Atemfrequenz.

Die Atmung kann auch bewusst gesteuert werden. Dadurch kann man auf das Nervensystem einwirken und eine beruhigende Wirkung erzielen. Das Gehirn holt sich ständig Informationen vom Körper und reagiert.

Bei einer tiefen, richtigen Atmung dehnt sich das Zwerchfell nach unten aus und stimuliert somit den Solarplexus. Dieses vegetative Nervengeflecht enthält sympathische und parasympathische Nervenfasern. Die parasympathischen Fasern stammen aus dem rechten Nervus vagus. Der Solarplexus fungiert somit als eine Verteilerstation für den Vagusnerv, der wiederum Nervenimpulse des Parasympathikus an die Bauchorgane weiterleitet.

Beim tiefen und langsamen Atmen wird der Vagusnerv aktiviert und eine beruhigende Wirkung auf Körper und Geist entsteht. In diesem Zustand der innerlichen Ruhe fühlen wir uns zugleich wie aufgeladen mit Lebensenergie. In der Ruhe liegt die Kraft.

Trotz all dieser Tatsachen nehmen wir oft die Atmung kaum wahr. Viele atmen falsch oder zu flach und nutzen nur einen Teil der Lungenkapazität. Bei einer oberflächlichen Atmung bewegt sich das Zwerchfell kaum, Bauch und Brustkorb dehnen sich nur mühsam und langfristig ist die Muskulatur gar nicht mehr in der Lage, sich optimal zu bewegen. Durch falsches Atmen wird weniger Sauerstoff aufgenommen und die beruhigende Wirkung auf das Nervensystem findet nicht statt. Wer flach atmet, fühlt sich oft müde und energielos.

Aus diesem Grund wird beim Praktizieren von Yoga viel Aufmerksamkeit auf die Atmung gelenkt. Eine richtige Atmung wird immer wieder geübt. Wichtig ist dabei das Zusammenspiel mit den Asanas. Dabei wird die Muskulatur gedehnt und gekräftigt, sodass richtige Atmung überhaupt möglich ist. Die yogischen Atemübungen werden Pranayama genannt. Aus dem Sanskrit übersetzt steht „Prana“ für die Energie und „yama“ für Kontrolle. Deshalb heißen die Atemübungen aus dem Yoga wörtlich „Kontrolle der Energie“.

Beim Pranayama werden Einatmung, Atemanhalten und Ausatmung geübt. Bei diesem Atemtraining entsteht oft ein starker Kontrast zum regulären Atemmuster. Im Blut verändern sich kurzfristig Sauerstoff- und Kohlendioxidkonzentration. Durch diese starke Stimulierung wird das vegetative Nervensystem zur Selbstregulierung und somit zum Ausgleich angeregt. Besonders viel Aufmerksamkeit bekommt die verlängerte Ausatmung, die der Schlüssel zu einer richtigen Atmung ist. Erst wenn vollständig ausgeatmet wird, ist auch wieder Platz für neuen Sauerstoff.

Das Üben braucht Zeit und Disziplin, aber dadurch wird man mit innerlicher Ruhe und Vitalität belohnt.

Pranayama führt außerdem zu tiefer Konzentration. Diese ist die Voraussetzung für Meditation. Die Meditation führt uns in die Stille, an den Ort, wo wir das wahre Selbst erfahren.

3.4 RICHTIGE ENTSPANNUNG

Werden Körper und Geist ständig überstrapaziert, mindert das ihre natürliche Effizienz. Zu viel Arbeit, schlechte Ernährung, ein falsches Freizeitprogramm, übertriebener Medienkonsum und vieles mehr machen es schwer, wieder zu regenerieren. In der Freizeit suchen wir zum Beispiel „Erholung" vor dem Fernsehgerät, allerdings bewirkt dies nur das Gegenteil. Das Gehirn ist damit beschäftigt, die Bilder und Informationen zu verarbeiten und bleibt deshalb in ständiger Alarmbereitschaft. Die Muskeln bleiben angespannt, die Gedanken werden nicht ruhiger. Richtige Entspannung findet deshalb nicht statt.

Ebenso solltest du hinterfragen, ob du Pausenzeiten im Beruf sinnvoll nutzt.

Die meisten von uns haben vergessen, wie sich richtige Entspannung anfühlt. Gerade deshalb ist es so wertvoll, zum Ausgleich für einen stressigen Berufsalltag eine Entspannungsmethode zu erlernen. Du wirst feststellen, dass auch das der Übung bedarf. Allerdings kann jede wieder lernen, wie man sich entspannt.

Jede gute Yogastunde endet mit dem sogenannten „Savasana“, einer Tiefenentspannung. Wörtlich übersetzt bedeutet dieses Sanskritwort auch „Totenstellung“ und wird in Rückenlage durchgeführt. Allerdings liegt man nicht schlafend auf dem Boden, sondern erlebt den Entspannungszustand bewusst.

Während der Yogaeinheit werden Körper und Geist gut darauf vorbereitet, damit dieses körperliche und geistige Entspannen überhaupt möglich ist. Im Vorfeld werden Muskelgruppen in Kombination mit der Atmung im Wechsel angespannt und wieder entspannt. Die kurzen Entspannungen zwischen den anstrengenden Asanas sorgen dafür, dass ausreichend Sauerstoff aufgenommen wird und der Körper nicht übersäuert. Durch diesen ständigen rhythmischen Wechsel beim Üben ändert sich der Muskeltonus, wodurch eine Stimulation des Nervensystems stattfindet. Zum Schluss der Stunde ist man bereit für eine tiefe Entspannung. Es gibt drei verschiedene Phasen:

- Körperliche Entspannung
- Geistige Entspannung
- Spirituelle Entspannung

Die verschiedenen Phasen werden gezielt angeleitet. Die Übung dabei ist, sich nicht den Tagträumen hinzugeben oder einzuschlafen, sondern in Konzentration zu bleiben. Eine Entspannungserfahrung gelingt, wenn man die Gedanken auf einen harmonischen Punkt bündelt. Die Visualisierung eines inneren Bildes kann dabei helfen. Bei einer tiefen Entspannung werden Selbstheilungskräfte aktiviert und Regeneration findet statt.

3.5 RICHTIGE ERNÄHRUNG

Du bist, was du isst. Du bist, was deine Eltern gegessen haben. Du bist, was deine Großeltern gegessen haben.

Wir übernehmen bereits als Kind Anschauungsweisen, Verhaltensmuster und auch Essgewohnheiten von unseren Eltern. Nicht nur das, wir sind ein Teil unserer Eltern und tragen die Gene unserer Vorfahrinnen in uns. Oft sind gemeinsame Merkmale zu erkennen und Körperbau und Aussehen ähnlich.

Viele Menschen machen es sich deshalb sehr einfach. Die Behauptung „Das liegt in der Familie" dient häufig als Rechtfertigung. Ungesundes Verhalten und Essgewohnheiten werden bequem übernommen und man hinterfragt sie nicht. Ähnliche Krankheitsbilder, wie sie die Eltern bereits hatten, entstehen. Wir kennen bestimmt alle eine Patientin, die angibt, dass bereits die Mutter an Diabetes und den Folgen von Arteriosklerose litt.

Dank der Wissenschaft bekommen wir allerdings ständig neue Einblicke in die Funktionsweise des Körpers. Auch Pflegepersonen haben sich viel Wissen über die Anatomie und Physiologie des menschlichen Körpers angeeignet. So ist zumindest das Basiswissen über die Funktionseinheiten der Zellen und das genetische Material (die DNA) vorhanden. Das Thema rund um die Gene ist auch in Zusammenhang mit der Ernährung interessant.

Das Fachgebiet der Epigenetik beschäftigt sich mit der Frage, wie sich extreme Reize wie Kälte und Umweltfaktoren wie Stress, Ernährung oder auch Gedanken auf unsere Gene auswirken. Diese Einflussfaktoren verändern zwar nicht die Erbinformation selbst, jedoch die Genaktivität. Einfach erklärt sind unsere Gene wie eine Anleitung für unsere Zellen, auf die sie täglich zurückgreifen. Je nachdem, welcher äußere Einfluss auf die Zelle wirkt, werden Gene abgelesen oder stumm geschaltet. Beim „Abschalten" werden chemische Moleküle an die DNA angehängt – das kann man sich wie das Anbringen eines Vorhängeschlosses vorstellen. Das hat Auswirkungen auf den Körper.

Durch den eigenen Lebensstil wird beeinflusst, welche Gene an- oder abgeschaltet werden und welche Krankheiten deshalb eher entstehen oder eben nicht. Einen großen Einfluss auf dieses Geschehen haben unsere Nährstoffe im Blut, die wir durch die Lebensmittel selbst aufnehmen. Es gibt mittlerweile aussagekräftige Studien über Lebensmittel, die zum Beispiel das Krebsrisiko reduzieren.

Jede, die pflegerisch tätig ist, hat bereits ein Grundwissen über gesunde Ernährung. Man braucht keine Wissenschaftlerin zu sein, um zu spüren, welches Essen uns Wohlbefinden und Kraft schenkt oder den Körper eher belastet. Richtige Ernährung spielt bei einem gesunden Lebensstil immer eine Rolle. Sie ist unser „Treibstoff" fürs Leben. Die Lebensmittel werden im Körper verstoffwechselt. Dadurch wird der Köper mit Nährstoffen und Energie versorgt. Schwer Verdauliches belastet zusätzlich.

Wir sind für unseren Körper selbst verantwortlich und wir bestimmen selbst, was wir essen. Grundsätzlich sind wir nicht abhängig von unseren Genen und können eigenverantwortlich handeln.

Es ist aber eine der schwierigsten Übungen, Essgewohnheiten zu verändern. Unsere fünf Sinne wollen mit Gewohntem stimuliert werden. Die Zunge und Nase haben uns im Griff und im Gehirn kommt die Information „Ich möchte jetzt Süßes und Kaffee" an. Schon geht man im Automatikmodus in die Stationsküche, bedient sich von der Naschplatte und trinkt dazu die fünfte Tasse Kaffee an diesem Tag. Wenn man dieses Verhalten bewusst erkennt, ist das der erste Schritt. Genau in solchen Momenten sollte man einfach etwas über sich selbst schmunzeln, sich umarmen und sagen: „Ich mag mich, wie ich bin, mit allen Ecken und Kanten. Ich weiß, dass mein eigener Wille von Tag zu Tag stärker wird. Schritt für Schritt werde ich jeden Tag ein kleines bisschen besser."

Um Essgewohnheiten zu verändern und generell einen gesunden Lebensstil in das Leben zu integrieren, braucht man vor allem einen starken Willen. Ein ganzheitliches Konzept beinhaltet deshalb immer, dass man sich mit mentalen Übungen beschäftigt.

Beim Mentaltraining lernen wir, die eigenen Gedanken besser zu verstehen und bewusst zu kontrollieren. Mit der Zeit fällt es immer leichter, auch mal zum Gewohnten diszipliniert „Nein" zu sagen. Alles zum richtigen Zeitpunkt, Schritt für Schritt, ohne Druck und stets mit dem Gefühl der Selbstliebe.

Das Leben ist ein Übungsfeld und deshalb sollte man nie zu streng mit sich sein oder die Leichtigkeit beim Tun vergessen. Der achtsame Genuss und die Dankbarkeit für die Vielzahl unserer bunten Lebensmittel sind erfüllende Erfahrungen, die du auch erleben darfst.

3.6 POSITIVES DENKEN UND MEDITATION

Aus yogischer Sicht ist ein Hauptgrund für Krankheit das ständige Ausleben von negativen Eigenschaften. Ein Leben voller Frust, Ärger, Angst, Hass, Neid oder Eifersucht stört die natürliche Balance.

Durch die bewusste oder unbewusste Wahrnehmung einer Situation wird eine Gemütsbewegung aktiviert. Das ist erstmal weder gut noch schlecht. Gefühle und Emotionen machen uns aus und gestalten das Leben bunt. Allerdings sollten wir auch wissen, dass allein schon ein Gedanke im wahrsten Sinne des Wortes die Chemie im Körper verändert.

Körperlich betrachtet ist unsere persönliche Stimmung ein komplexes Zusammenspiel von verschiedenen chemischen Botenstoffen. Diese „Übermittler" werden benötigt, damit zwischen den einzelnen Nervenzellen sämtliche Informationen weitergeben werden. Nichts würde ohne diese Botenstoffe funktionieren und so erklärt sich von selbst, dass ein inneres Ungleichgewicht massive Folgen für die Gesundheit hat. Dauern negative Gemütszustände über einen längeren Zeitraum an, dann ist die innere Balance gestört.

Erlebt man immer wieder Ähnliches, werden im Körper regelmäßig die gleichen Botenstoffe gebildet. Ist man zum Beispiel oft zornig, dann flutet immer wieder ein „Ärgerrausch" ins Blut. Meist reicht allein die Erinnerung an eine wutauslösende Situation aus, um diese Gemütslage wieder zu spüren. Die „innere Chemie vom Ärger" ist zwar kein wohltuendes Gefühl, aber nach einiger Zeit gewöhnt man sich daran und es wirkt vertraut – fast so wie eine „Komfortzone". Ähnlich wie bei einer Sucht möchte man dieses Gefühl aufrechterhalten. Diese Prozesse laufen unterbewusst ab. Ohne es zu bemerken, begibt man sich immer wieder in ähnliche Lebenssituationen, um diese „Komfortzone" zu erhalten. Erst durch Bewusstmachung dieses Prozesses kann man diesen negativen Kreislauf durchbrechen.

Blickt man auf den Pflegealltag, erleben wir auch hier viele Emotionen, die entsprechende Botenstoffe ins Blut fluten lassen: die Wut über das Gesundheitssystem oder der Neid, wenn die Kollegin den besseren Dienstplan hat, ein Ekelgefühl beim Verbinden einer stark riechenden Wunde oder tiefe Traurigkeit, wenn eine junge Patientin verstirbt.

Ebenso sind wir unzähligen arbeitsbedingten Stressoren ausgesetzt. Diese aktivieren wiederum den Kampf-Flucht-Reflex, der genauer betrachtet eine Angstreaktion ist.

Hat man keine guten Strategien, um all diese Vorkommnisse im Pflegealltag zu verarbeiten, erlebt man sie gedanklich und somit emotional immer wieder. Das stört die natürliche Balance und macht langfristig krank.

Wenn Gedanken die innere Chemie und somit die eigene Stimmung verändern können, kann man das aber auch nutzen. Mit konstruktivem Denken bringt man das Leben wieder in einen natürlichen Fluss und mehr Glücksgefühle werden kreiert. Körperlich betrachtet werden mehr Glückhormone produziert und das macht wiederum zufrieden und ausgeglichen. Das alles kann man mit Übungen zum positiven Denken trainieren und nennt es Mentaltraining. Die eigenen Gedanken zu beherrschen, wird eine lebenslange Übung bleiben, ist aber der Schlüssel zu einem glücklichen, selbstbestimmten, erfolgreichen und freien Leben. Ein fokussierter Mensch ist in der Lage, die eigenen Gedanken besser zu steuern.

Durch Gedankenübungen entstehen neue Pfade im Gehirn. Schwächere innere Anteile wie Selbstbewusstsein, Vertrauen, Wertschätzung oder Selbstliebe werden gestärkt. Mit dieser inneren Kraft traut man sich wieder mehr zu, um dem Leben mit allem, was kommt, zu begegnen.

Jeder Weg beginnt mit dem ersten Schritt. Denkgewohnheiten kann man verändern. Es ist nicht möglich, an nichts zu denken oder hinderliche Gedanken abzuschalten. Deshalb gibt es Übungen zum positiven Denken, mit denen man sich mit etwas anderem anfüllt und lernt umzudenken. Es gibt verschiedene Möglichkeiten und Herangehensweisen, die einfach in den Alltag integriert werden können.

Durch regelmäßiges Reflektieren lernt man, sich besser zu verstehen, man erkennt Gedankenmuster oder negative Glaubenssätze. Visualisierungen nutzt man, damit neue innere Bilder entstehen und der Möglichkeitsraum gedanklich erweitert wird. Zielformulierungen geben eine bessere Ausrichtung und Orientierung.

Der Blickwinkel auf sich selbst verändert sich, indem man erkennt, was man bereits im Leben alles erreicht hat und von welch wundervollen Ressourcen man umgeben ist. Aus diesem Grund sind Dankbarkeitsübungen sehr wertvoll. Dankbar können wir auch immer für unsere Mitmenschen sein, denn jede Begegnung ist eine Chance, sich selbst besser zu verstehen. Durch Wertschätzungsübungen öffnen wir uns für diese Möglichkeit zum persönlichen Wachstum.

Schritt für Schritt, langsam aber stetig, finden Veränderungen statt. Neue neuronale Verbindungen im Gehirn entstehen. Durch diszipliniertes Üben wird der eigene Wille stark. Das eigene Denken, Fühlen und Wahrnehmen verändert sich nachhaltig zum Positiven.

Alle mentalen Übungen fördern die Konzentrationsfähigkeit. Einem konzentrierten und fokussierten Geist ist es möglich, die nächste Stufe zu erreichen – einen meditativen Bewusstseinszustand.

Über die Jahrtausende haben sich unterschiedliche Meditationstechniken mit unterschiedlichen Zielen entwickelt. Die spirituelle Praxis der Meditation hat ihren Ursprung in verschiedenen Kulturen und Religionen, wie auch in der Yoga-Philosophie. Meditation oder auf Sanskrit „Dhyana" wird in den alten Schriften als ein Zustand völliger geistiger Versenkung beschrieben. Darauf folgt „Samadhi" – die vollkommene Erkenntnis oder auch das Überbewusstsein. Da unsere Vorstellungskraft begrenzt ist, werden verschiedene Wörter oder Namen für dieses höchste Ziel verwendet: kosmisches Bewusstsein, höchster Frieden, bedingungslose Liebe, Verbundenheit, das Absolute, wahres Selbst, Brahma, Buddha, Allah, Christus oder Gott. Jeder Mensch hat eine tiefe innere Kraft, auf die man immer zugreifen kann, und das will uns die Meditation lehren.

Das Ziel für die eigene Meditationspraxis wählt jede selbst. Meditation ist ein Bewusstseinszustand wie das Schlafen, Träumen oder Wachsein. Wenn man schlafen will, bereitet man sich vor, indem man sich in ein Bett legt, die Augen schließt und alle Störfaktoren abschaltet. Will man meditieren, bereitet man sich mit einer Meditationstechnik vor und geht in einen meditativen Zustand über.

Viele Meditations- und Konzentrationstechniken werden im Rahmen der Stressbewältigung angewendet. Es gibt verschiedene Techniken, mit denen die Übende lernt, den Geist zu konzentrieren und zu fokussieren. In diese Rubrik fallen sämtliche Praktiken wie Achtsamkeitsübungen, Fantasiereisen, Visualisierungen oder auch Atem- oder Gehmeditationen.

Auch für die Forschung ist Meditation interessant. Bildgebende Untersuchungsmethoden haben gezeigt, dass sich durch eine regelmäßige Meditationspraxis Gehirnstrukturen verändern. Die positiven Wirkungen können somit wissenschaftlich belegt werden.

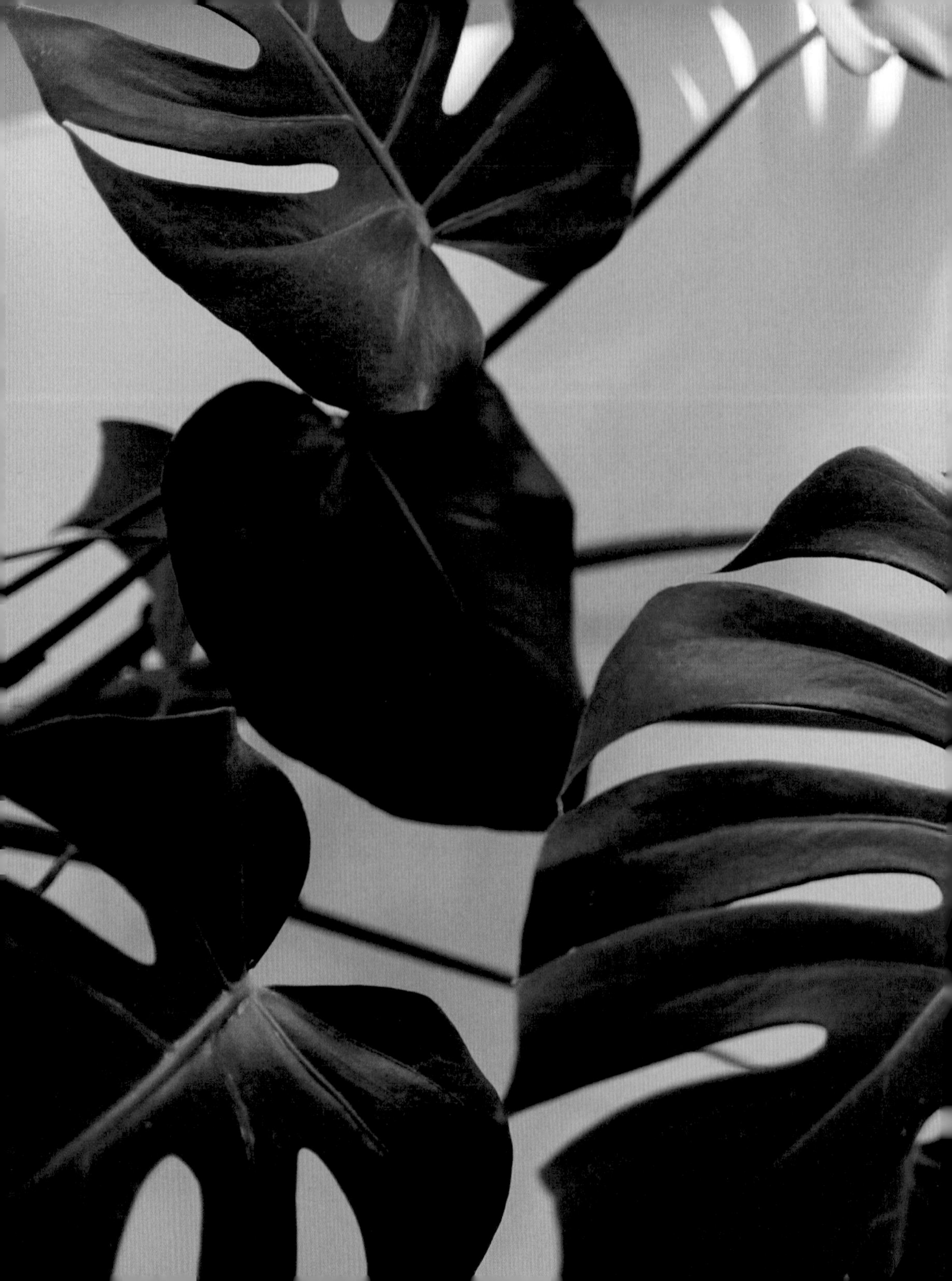

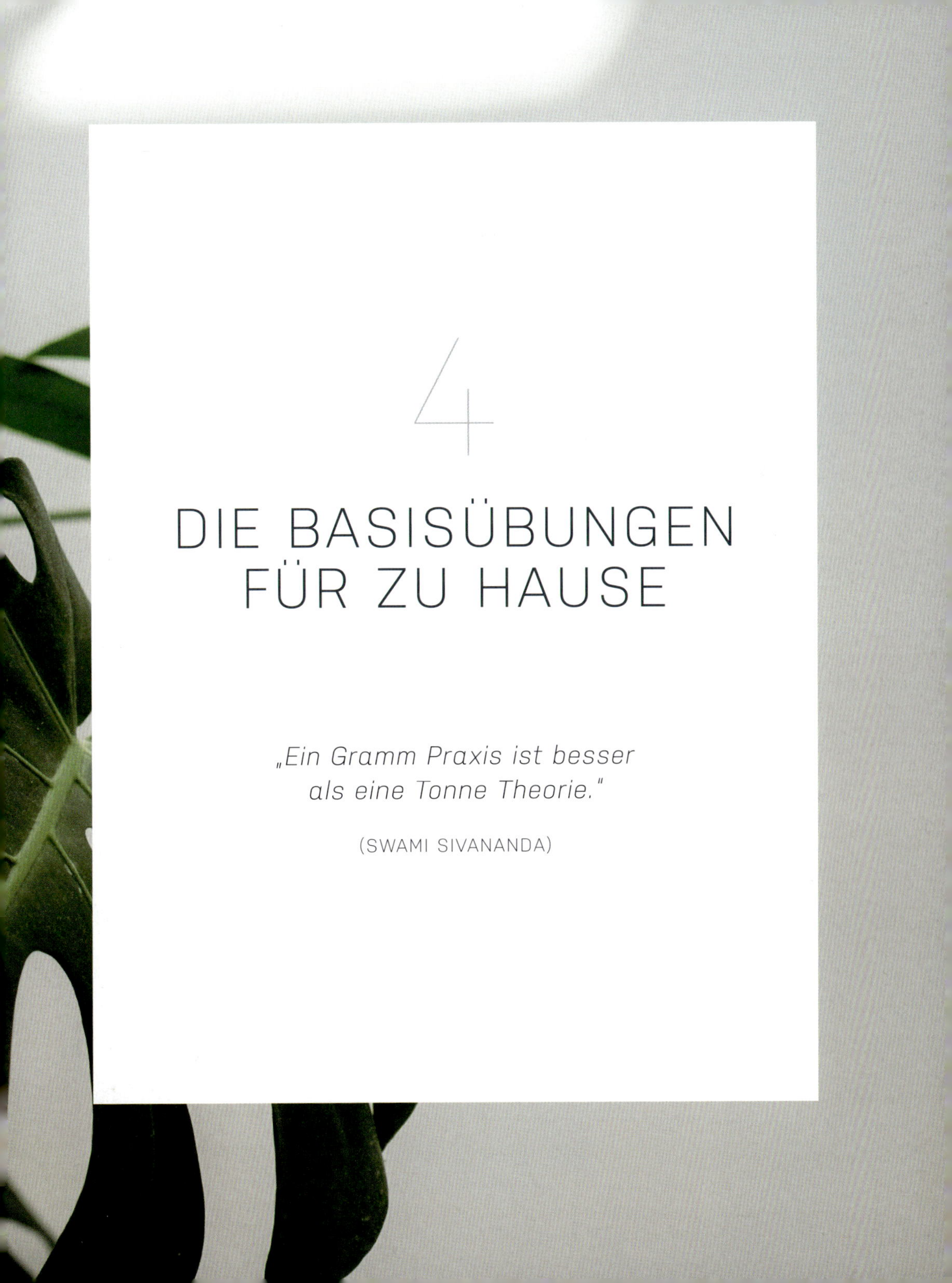

4

DIE BASISÜBUNGEN FÜR ZU HAUSE

„Ein Gramm Praxis ist besser als eine Tonne Theorie."

(SWAMI SIVANANDA)

4.1 JEDEN TAG EIN KLEINES BISSCHEN

Hier beginnt nun der Praxisteil dieses Buches. Die positiven Wirkungen von Yoga und Mentaltraining habe ich bereits erklärt. In der Regel steigt die persönliche Motivation, wenn man auch weiß, wie man davon profitiert.

Zur Tat zu schreiten und Wohltuendes auch umzusetzen, ist allerdings eine andere Sache. Sich selbst gut mit allem zu versorgen und sich damit liebevoll zu stärken fällt manchmal schwer. Vielleicht ist man es auch berufsbedingt gewöhnt, sich erst um alle anderen zu kümmern. Es ist ein Irrglaube, dass erst alles andere fertig sein muss, ehe man sich Zeit für sich selbst nehmen darf.

Eine weitere Hürde ist der „innere Schweinehund“, der auch noch gefüttert werden möchte. Der Schweinehund oder auch das eigene Hamsterrad sind nichts anderes als unsere Gewohnheiten, die wir uns im Laufe der Jahre oder sogar Jahrzehnte angeeignet haben. Neurologisch betrachtet sind es die Netzwerke im Gehirn, die gestärkt wurden. Bildlich gesehen sind es die bekannten, breitgetretenen Wege, die täglich begangen werden. Unzählige Tätigkeiten laufen dadurch wie im Automatikmodus ab. Manchmal ist das zwar sehr nützlich, allerdings wird dabei vieles gar nicht mehr mit Bedacht durchgeführt und wahrgenommen. Mit dieser Haltung verpasst man das wahre Leben und viele wundervolle Momente werden nicht bewusst erlebt. Es wäre sehr schade, wenn das ganze Leben so stattfände – privat wie auch beruflich. Sätze wie „Das habe ich schon immer so gemacht“ muss man dringend hinterfragen, vor allem dann, wenn man anderes erreichen will.

Natürlich werden wir uns immer wieder Gewohnheiten aneignen, allerdings kann man diese auch bewusst und zielführend ins Leben integrieren.

Wer im Leben etwas zum Besseren verändern will, muss deshalb zunächst die bekannten Wege verlassen und Neues und Unbekanntes ausprobieren.

Um eine neue Gewohnheit zu verinnerlichen, braucht man mindestens 25–30 Tage. Das bedeutet, täglich sollte Unsinniges weggelassen und durch etwas Sinnvolles ersetzt werden. Es wird empfohlen, regelmäßig zu üben. Aus diesem Grund findet man in diesem Buch viele Anleitungen für Praxisübungen. Manche sind für zu Hause geeignet und andere können einfach in den Pflegealltag eingebaut werden. Die meisten Übungen dauern nur kurz. Es geht nicht darum, möglichst viel und lang umzusetzen, sondern darum, regelmäßig zu üben. Jeden Tag ein kleines bisschen und vor allem ohne Druck. Kleine Schritte reichen aus. Nur ein Prozent Abweichung von deinen gewohnten Mustern bringt dich auf einen komplett anderen Kurs.

Die Übungen tragen dazu bei, bewusste Momente in den Alltag zu integrieren und langfristig gesunde Gewohnheiten zu verinnerlichen.

Im privaten wie auch im beruflichen Alltag haben wir immer wieder Lücken, die oft nicht sinnvoll gefüllt werden. Die halbe Stunde, bis man aus dem Haus muss, das Warten an der Bushaltestelle oder auch die neun Minuten, bis die Nudeln fertig sind. Was machst du währenddessen? Viele Personen greifen in solchen Situationen zum Handy, das bringt aber nur noch mehr Unruhe und Zerstreuung. Alternativ kann in diesen Pausen oder Wartezeiten zum Beispiel eine bewusste Atmung durchgeführt werden.

Vielleicht kennst du auch die Momente im Berufsalltag, in denen es gefühlte Ewigkeiten dauert, wenn man vor der Toilette auf eine Patientin wartet. Wie wäre es, diese Zeit zu nutzen, um den eigenen Körper zu dehnen? Während man im Nachtdienst im Dunkeln ungeduldig vor dem Patientinnenbett wartet, weil das Fieberthermometer noch immer misst, kann man gedanklich einen kraftvollen Satz oder ein Mantra wiederholen. Das ist mentales Training im Alltag und es braucht keine zusätzliche Zeit dafür.

Das Ziel beim Üben ist es, das eigene Wohlbefinden und die körperliche und mentale Gesundheit langfristig zu erhalten. Für die Motivation solltet du an folgenden Satz denken: „Ich bin es wert, dass ich stets sorgsam und liebevoll mit mir umgehe!"

Falls dein Slogan noch „Morgen starte ich" ist, dann wird das nicht funktionieren. Dann ist dein Gehirn auf „morgen" programmiert und es wird beim ewigen „morgen" bleiben. Auf jeden Tag folgt ein weiteres „morgen". Es gibt nur eine zielführende Entscheidung für Veränderung: „Ich beginne jetzt!"

Tipps für deine regelmäßige Praxis:

1. Freue dich auf die wohltuende Wirkung.
2. Reflektiere, welche Wartezeiten du mit sinnvollen Praxisübungen füllen kannst.
3. Plane Zeit nur für dich selbst ein: Lege einen genauen Termin und Ort fest, an dem du längere Übungseinheiten durchführen möchtest. Berücksichtige deine verschiedenen Dienstzeiten. Nutze die Kraft des Schreibens und halte deine Pläne schriftlich fest.
4. Bleib individuell: Suche dir ein paar Anleitungen heraus, die dich ansprechen und die du regelmäßig durchführen möchtest. Du bestimmst selbst, was für dich gut ist.

5. Sei liebevoll zu dir selbst: Motivationsschwankungen sind normal. Richte deshalb deine Aufmerksamkeit auf das, was du geschafft hast, und nicht andersrum.
6. Nutze die Kraft der Gemeinschaft: Erzähle einer Kollegin davon oder plane mit ihr gemeinsam eine kleine Übungseinheit. Motiviert euch gegenseitig in der Arbeit.
7. Denke daran: „Jeden Tag nur ein kleines bisschen – so erreichst du Schritt für Schritt alle deine Ziele."

„Eat a little, drink a little,
talk a little, sleep a little, mix a little,
rest a little, work a little, relax a little,
do Asanas a little, Pranayama a little,
reflect a little, meditate a little ..."

(SWAMI SIVANANDA)

4.2 KRÄFTIGUNG UND DEHNUNG FÜR DEN KÖRPER

DER SONNENGRUSS (SURYA NAMASKARA) FÜR DIE AKTIVIERUNG

Unregelmäßige Arbeitszeiten bringen den persönlichen Biorhythmus durcheinander. Müdigkeit macht sich bemerkbar. Im Allgemeinen unterstützt eine regelmäßige Yogapraxis, dass sich der Körper besser an verschiedene Situationen im Außen anpasst. Temperaturschwankungen, Zeitverschiebungen und somit auch Schichtdienst können besser verarbeitet werden.

Der „Sonnengruß“, auch „Sonnengebet“ genannt, ist eine Abfolge von zwölf Yogahaltungen, die dynamisch ineinander übergehen. Der Übungszyklus wirkt belebend auf Körper und Geist und eignet sich besonders gut als Aktivierungsübung nach dem Aufstehen oder zu Beginn einer Yogaeinheit. Dabei wird die Durchblutung angeregt und zahlreiche Muskelgruppen werden gedehnt und gekräftigt. Durch den ständigen Wechsel von Vorbeugen und Rückbeugen wird die Wirbelsäule flexibler. Die Bewegungen werden zusammen mit einer bewussten Ein- und Ausatmung ausgeführt. Das reguliert die Atmung und steigert die Lungenkapazität. Der Solarplexus wird stimuliert, nach ein paar Runden Sonnengruß fühlt man sich voller Energie.

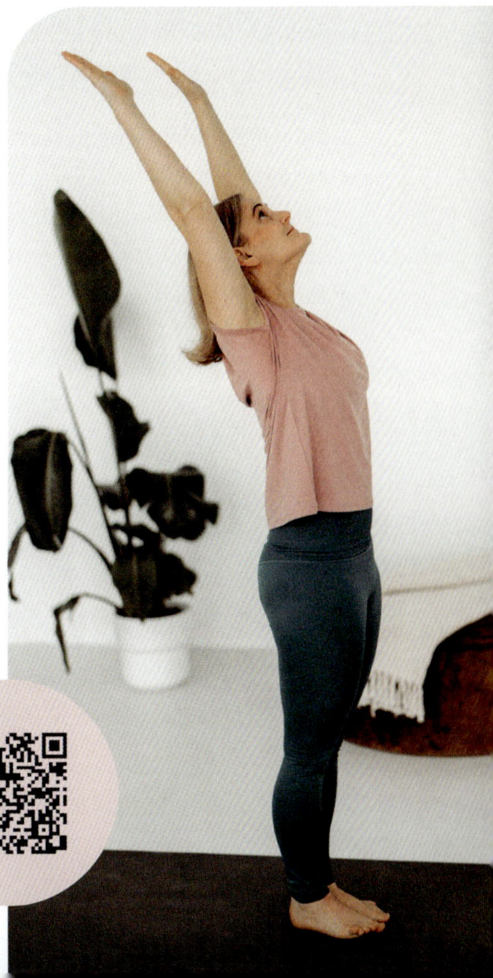

Wer diese Bewegungsabfolge das erste Mal übt, wird feststellen, dass sie noch herausfordernd ist. Lasse dich davon nicht verunsichern, sondern übe immer wieder. Mit der Zeit wird der Ablauf fließender und das rhythmische Atmen in Kombination mit der Bewegung fällt immer leichter. Stelle dich nun an den vorderen Rand deiner Yogamatte und folge der Videoanleitung. Viel Freude beim „Gruß an die Sonne"!

Affirmation: Ich bin erfüllt von Licht.

EINFACHE BEINDEHNUNG IM LIEGEN FÜR DAS LOSLASSEN

Ein freier Tag und trotzdem sind die Gedanken noch bei der Arbeit. „Habe ich wirklich alles dokumentiert? Hat jede Patientin alles Notwendige erhalten und habe ich nicht zu viel für die nächsten Kolleginnen offengelassen?"

Bei der Beindehnung bessert sich die Flexibilität der hinteren Beinmuskeln. Die Aufmerksamkeit verlagert sich auf die unteren Extremitäten und die gestreckten Beine werden deutlich wahrgenommen. Beim Ablegen des Beines üben wir mit dem Körper, abzugeben und besser loszulassen. Allmählich fällt das Loslassen auch gedanklich leichter und Entspannung breitet sich aus.

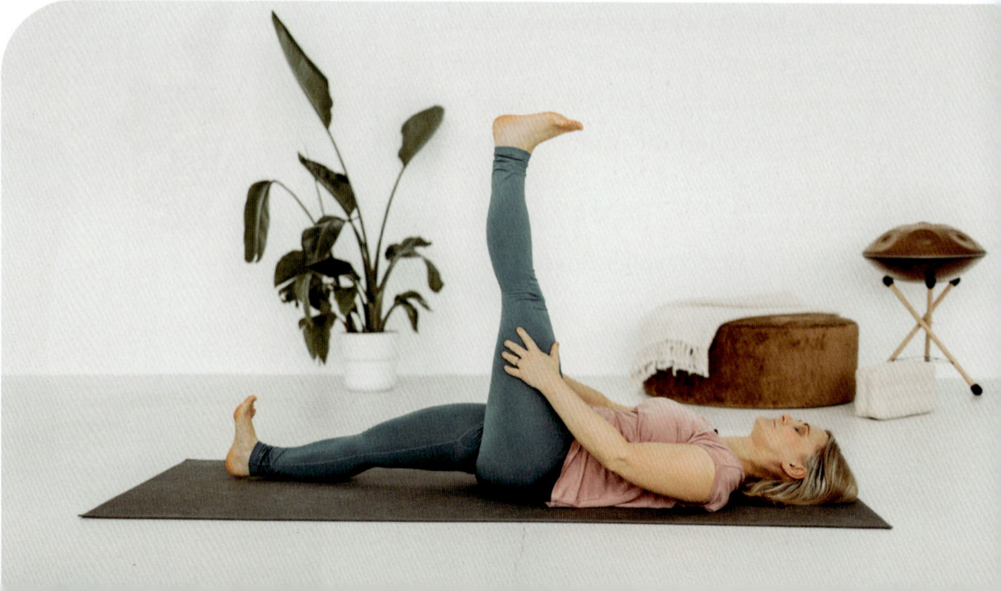

Lege dich mit geschlossenen Beinen flach auf deinen Rücken. Die Arme liegen bequem neben dem Körper und die Handflächen zeigen nach unten. Atme ein und wieder aus. Nimm wahr, wie sich dein linkes Bein anfühlt. Atme ein und hebe dabei dein gestrecktes linkes Bein. Das rechte Bein bleibt liegen, ist aber ebenso gestreckt. Ziehe dabei die Zehen zu dir ran und drücke die Ferse weg. Das Knie bleibt dabei möglichst gestreckt. Greife nun mit beiden Händen zu deinem Bein und ziehe es dabei sanft noch näher zu dir heran. Nacken und Schultern bleiben dabei entspannt. Nimm diese Dehnung bewusst wahr und bleibe für mindestens fünf Atemzüge in dieser Position. Mit der Ausatmung senkst du das Bein wieder und legst es angenehm auf deiner Yogamatte ab. Nimm dir Zeit und spüre nach. Was hat sich verändert? Wie fühlt sich dein linkes Bein nach dieser Dehnung an? Lass jetzt gedanklich dein linkes Bein wieder los.

Richte nun die Aufmerksamkeit auf dein rechtes Bein. Wiederhole die Übung mit deinem rechten Bein.

Affirmation: Vertrauensvoll lasse ich die Vergangenheit los.

DER HERABSCHAUENDE HUND (ADHO MUKHA SVANASANA) FÜR DEN PERSPEKTIVENWECHSEL

Manchmal sieht man den nächsten Schritt nicht und es fällt schwer, aus dem Gewohnten auszubrechen. Ein Perspektivenwechsel hilft.

Das umgekehrte V, auch herabschauender Hund genannt, ist eine Umkehrhaltung. Die kraftvolle Haltung unterstützt die Dehnung der kompletten Körperrückseite. Zeitgleich werden der vordere Brustkorb und der Schulterbereich geöffnet. Das Herz ist höher als der Kopf und der Blickwinkel verändert sich.

Beginne im Vierfüßlerstand. Die Hände sind unter den Schultern ausgerichtet und die Knie befinden sich unter den Hüften.

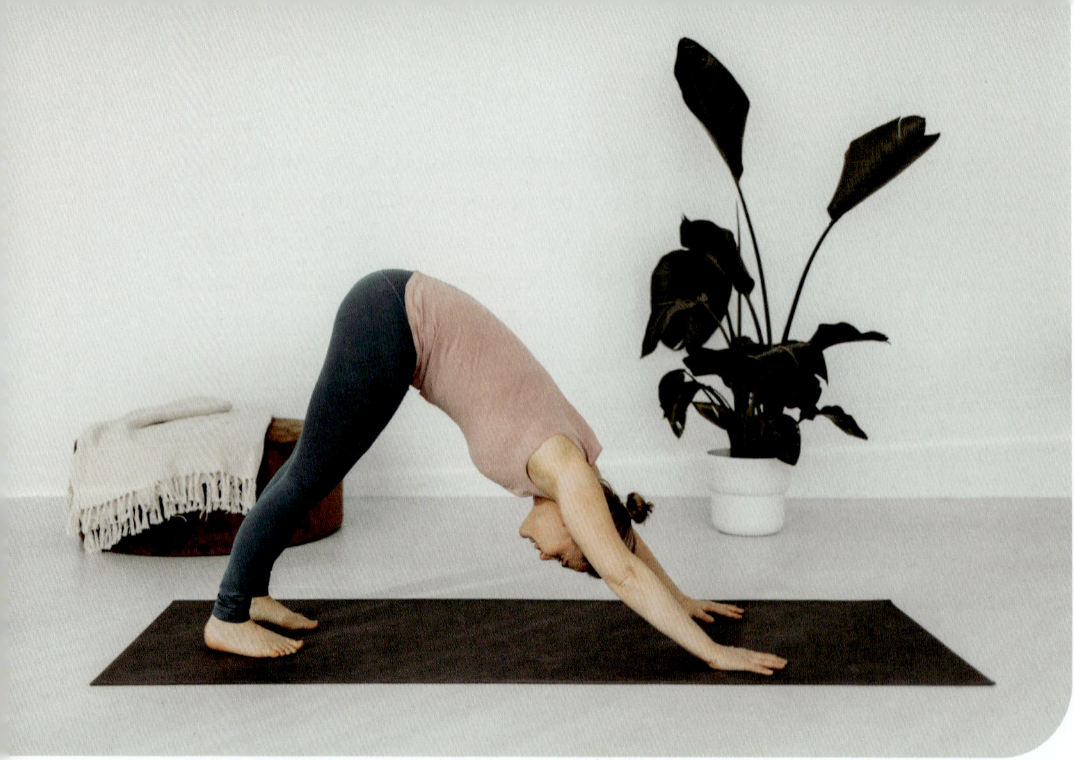

Stelle die Zehen auf, heb die Knie vom Boden ab und strecke die Beine. Konzentriere dich nun auf die Streckung des Rumpfes. Drücke deine Hände dabei fest in die Unterlage, sodass dein Gesäß nach oben strebt. Das Gewicht bleibt auf beiden Händen gleichmäßig verteilt und die Finger sind gespreizt. Die Ellbogen sind minimal gebeugt, sodass keine Überstreckung stattfindet. Die Armmuskulatur ist aktiv. Wenn deine Muskeln noch nicht warm sind, kannst du die Beine leicht gebeugt lassen, sodass der Fokus bei der Rumpfstreckung bleibt. Der Hund geht spazieren, wenn du im Wechsel ein Bein nach dem anderen streckst und die Ferse Richtung Boden drückst. Bleibe fünf Atemzüge in dieser Position. Entspanne dich danach in der Position des Kindes (siehe Kapitel Feierabendrituale/Für den Körper).

Affirmation: Ich freue mich auf neue Erfahrungen.

DIE KOBRA (BHUJANGASANA) FÜR MEHR KRAFT

Es gibt Momente, in denen für alles die Energie fehlt. Müdigkeit breitet sich über den gesamten Körper aus. Die Gedanken sind träge und demotivierend. Das muss allerdings nicht so bleiben.

Die folgende rückbeugende Asana trainiert die tiefen und die oberflächlichen Rückenmuskeln. Die Durchblutung verbessert sich und Verspannungen in der Rückenmuskulatur lösen sich auf. Die Vorderseite des Körpers wird gedehnt. Durch den sanften Druck auf den Bauch findet eine Massage der Organe statt und die Verdauung wird stimuliert. Für die Kobra brauchen wir viel Kraft, mit ihr aktivieren wir unsere Energiereserven. Manchmal sind wir erstaunt, wie viele davon in uns gespeichert sind.

Beginne in Bauchlage. Schließe deine gestreckten Beine. Die Fußinnenkanten berühren sich und die Füße sind gestreckt. Lege nun deine Hände auf Höhe des Brustkorbes auf der Matte ab. Deine Stirn liegt auf der Matte und der Nacken wird dabei noch einmal gedehnt. Atme nun ein und schiebe allmählich das Kinn nach vorne. Hebe den Kopf und löse den Brustkorb vom Boden. Deine Hände bleiben auf der Unterlage. Die Schultern ziehen weg von den Ohren und gleichzeitig gleiten die Schulterblätter zueinander. Dadurch öffnet sich die Vorderseite des Brustkorbes. Die Augen blicken nach oben. Spüre deinen kraftvollen Rücken. Halte die Position für fünf Atemzüge. Lege dann den Oberkörper wieder zurück auf die Matte.

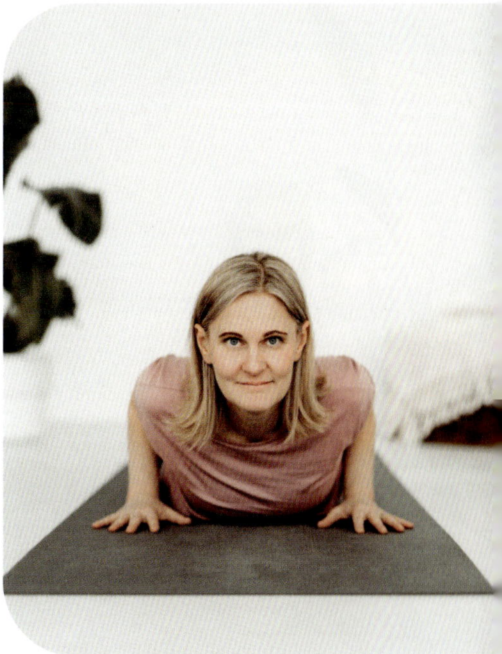

Entspanne dich, indem du beide Hände übereinanderlegst. Die Handflächen schauen nach unten. Lege eine Schläfe bequem auf den Händen ab. Nacken und Schultern sind entspannt. Die großen Zehen berühren sich und die Fersen fallen locker auseinander. Dabei entspannen sich deine Hüften und der Rücken. Nimm deine Atmung wahr. Spüre, wie sich der Bauch bei jeder Einatmung sanft dehnt und gegen die Unterlage drückt. Bei jeder Ausatmung wird der Bauch weich und entspannt sich. Entscheide selbst, wie lange du in dieser Entspannungsposition bleiben möchtest.

Affirmation: In mir selbst ist alle Kraft und Stärke.

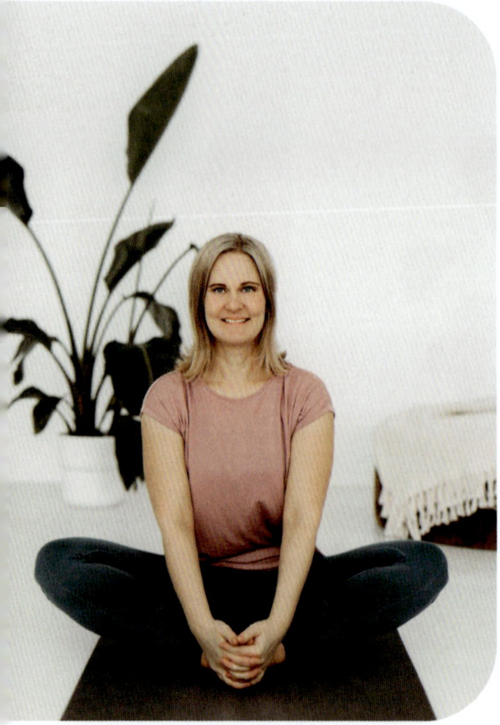

DER SCHMETTERLING (BHADRASANA) FÜR DIE LEICHTIGKEIT

Wer pflegt, ist mit vielen Schicksalen konfrontiert. Mitfühlend erleben wir herausfordernde Momente. Im Wechsel entstehen viele Emotionen.

Die nächste Position öffnet die Hüften, dehnt die Leisten und Oberschenkelinnenseiten. Die Rückenstrecker und Armbeuger werden aktiviert. Durch das Üben nehmen wir Kontakt zu uns selbst auf, spüren den eigenen Körper mit den eigenen Gefühlen. Auch Leichtigkeit und Freude sind in uns.

Beginne sitzend auf deiner Yogamatte. Lege nun die Fußsohlen aneinander und umfasse deine Füße mit den Händen. Ziehe sie möglichst nah zum Becken heran und lasse dabei die Knie zur Seite fallen. Deine Wirbelsäule bleibt in ihrer natürlichen Form aufgerichtet. Die Schultern ziehen sanft nach hinten und unten. Die Atmung fließt im eigenen Rhythmus. Bewege für den fliegenden Schmetterling locker die Knie hoch und runter. Vielleicht kannst du eine gewisse Leichtigkeit in dir spüren. Wenn du magst, ziehe deine Mundwinkel leicht nach oben und schenke deinem Gesicht ein Lächeln.

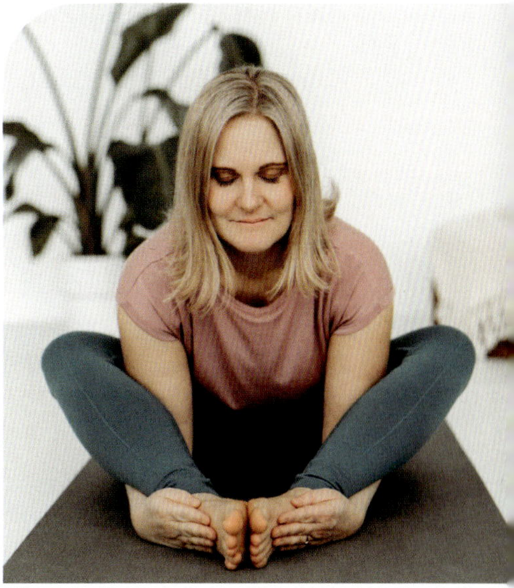

Du kannst weiter in eine angenehme Dehnung gehen, indem du deine Füße etwas nach vorne schiebst. Greife mit deinen Armen durch die Beine und positioniere deine Hände auf den Fußaußenseiten. Strecke deinen Rücken in die Länge, indem sich das Brustbein nach vorne und oben hebt. Spüre die Dehnung im unteren Rücken. Lasse deinem Körper für diese Dehnung Zeit. Du kannst deine Augen schließen und ruhig weiteratmen.

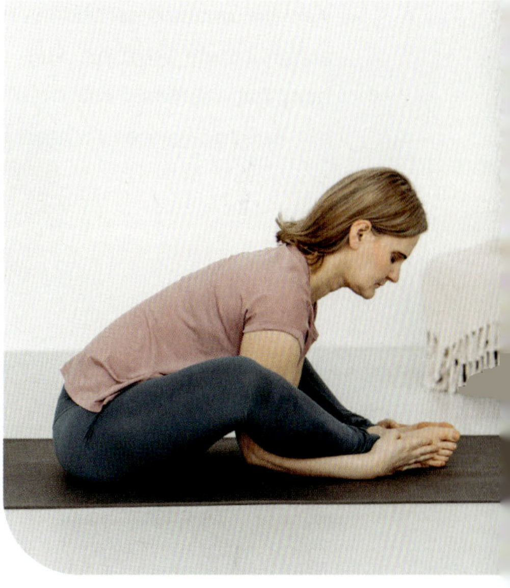

Beende diese Übung, indem du die Position langsam wieder verlässt. Stelle die Füße vor dir ab und ziehe die Knie zum Körper. Umfasse mit den Armen deine Knie. Lass dabei den Rücken wieder rund werden und den Kopf angenehm nach unten hängen. Atme langsam ein, atme aus und entspanne.

Affirmation: Ich fühle mich leicht und frei.

DER HALBE DREHSITZ (ARDHA MATSYENDRASANA) FÜR DIE FLEXIBILITÄT

Unregelmäßige Arbeitszeiten bedeuten, dass auch die Freizeit flexibel gestaltet werden muss. Work-Life-Balance ist ein Zustand, in dem Arbeits- und Privatleben gut miteinander in Verbindung stehen. Der Drehsitz aktiviert die Muskulatur entlang der Wirbelsäule. Drehbewegungen fördern somit die Flexibilität im Rücken. Dabei werden die Wurzeln der Rückenmarksnerven positiv beeinflusst. Ebenso wird die Peristaltik angeregt und die Verdauung gefördert. Körper und Geist bleiben harmonisch verbunden und bleiben flexibel für das Leben.

Beginne mit ausgestreckten Beinen im Sitzen. Bringe für mehr Ausrichtung beide Arme hinter den Rücken und stütze die Hände ab. Die Finger zeigen dabei nach hinten. Das Brustbein ist angehoben. Atme gleichmäßig, sodass sich dein Bauch sanft nach vorne dehnt. Stelle nun den rechten Fuß an die Außenseite des linken Unterschenkels. Achte darauf, dass deine rechte Fußsohle geerdet ist. Strecke den linken Arm nach oben. Beide Sitzbeinhöcker drücken sanft in die Unterlage. Kopf, Nacken und Rücken bilden eine Linie und die Schultern sind entspannt. Spüre die aufgerichtete Position. Geh nun mit der Ausatmung in eine gleichmäßige Drehung nach rechts. Senke deinen ausgestreckten linken Arm und lege die Hand auf der Außenseite des rechten Beines ab. Strecke deine Wirbelsäule mit jeder Einatmung und vertiefe die Drehung mit jeder Ausatmung. Komm achtsam aus der Haltung heraus und übe nun die andere Richtung.

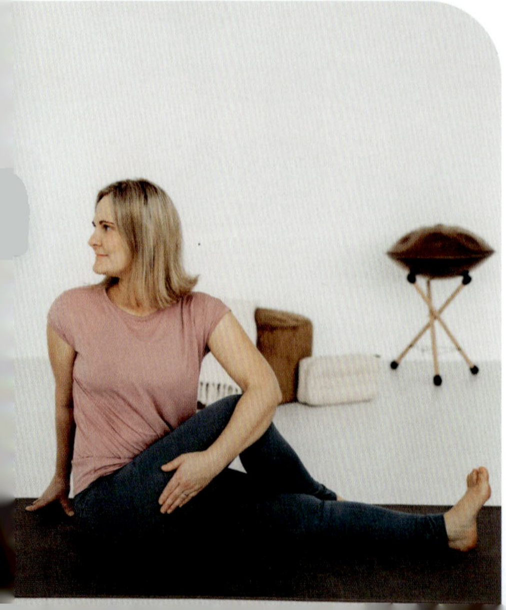

Affirmation: Ich bin in allen Lebensbereichen in Harmonie.

4.3 IM ATEMFLUSS SEIN

DIE BAUCHATMUNG IM LIEGEN FÜR MEHR ENERGIE

Jeder einzelne Atemzug versorgt uns mit Sauerstoff und ist somit unser wichtigster Energielieferant. Im Allgemeinen werden Brust- und Bauchatmung miteinander kombiniert. Um die volle Lungenkapazität zu nutzen, sollte man allerdings die Bauchatmung bzw. Zwerchfellatmung beherrschen. Bei der folgenden Übung wird die Aufmerksamkeit auf den Bauch gelenkt und die Atmung beobachtet.

Nimm eine bequeme Position in Rückenlage ein. Wenn du möchtest, kannst du ein Kissen oder eine zusammengerollte Decke unter deinen Knien positionieren, sodass dein unterer Rücken entspannen kann. Lege nun deine Hände mit gespreizten Fingern auf den Bauch. Atme langsam durch deine Nase ein und wieder aus. Spüre, wie sich dein Bauch bei jeder Einatmung sanft hebt und dehnt und bei jeder Ausatmung wieder leicht zurückgeht und sich dabei entspannt. Atme fünf Sekunden lang ein und atme fünf Sekunden lang aus. Führe diese Übung mindestens zwei Minuten lang durch und beobachte, ob und wie sich dein Bauch hebt und wieder senkt. Du kannst die Übung beliebig lang fortsetzen.

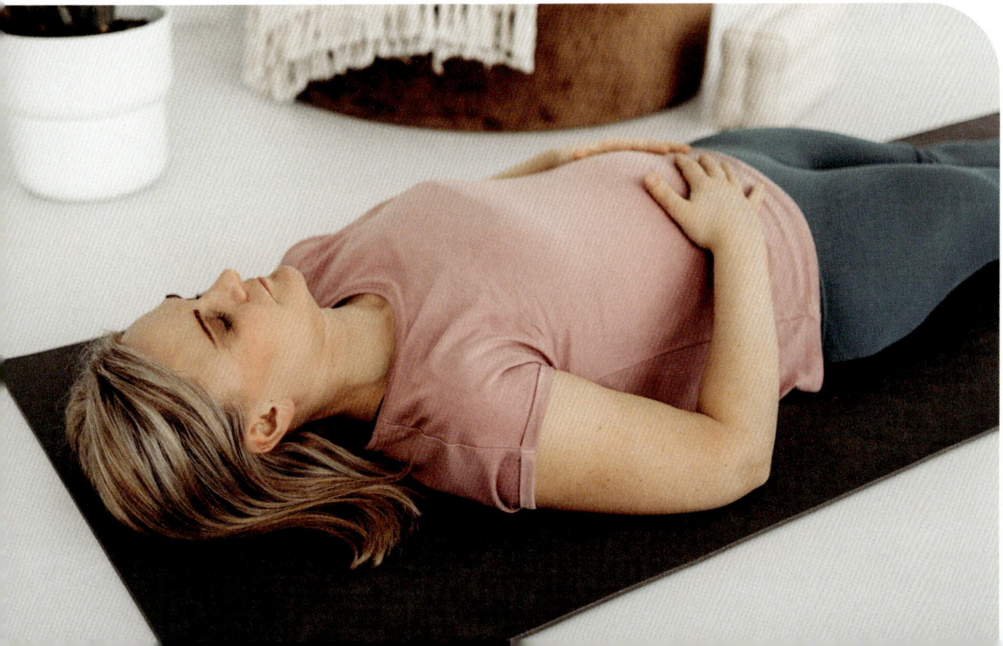

Wenn du möchtest, kannst du die Atmung verstärken, indem du behutsam mit deinen Händen gegen den Bauch drückst. Atme nun gegen diesen Widerstand und kräftige deine Atemmuskulatur.

Beende die Übung, indem du deine Hände wieder vom Bauch löst.

Affirmationen: Ich bin voller Energie.

DIE VOLLE YOGA-ATMUNG FÜR MEHR GELASSENHEIT

Mit jeder Einatmung nehmen wir Sauerstoff von außen auf und mit jeder Ausatmung geben wir Kohlendioxid wieder in den Raum ab. Wir spannen an und lassen ununterbrochen wieder los. Bei dieser Technik wird die gesamte Atemmuskulatur genutzt und gestärkt. Durch die kontrollierte Atmung wird die Lunge vollständig gefüllt und geleert. Diese Übung kann auch jederzeit während der Arbeit durchgeführt werden. Durch den gleichmäßigen Atemrhythmus werden Atmung, Herzschlag und Durchblutung synchronisiert. Das bewusste, konzentrierte Atmen bringt das Gefühl von innerer Ruhe und Gelassenheit.

Beginne die Übung im Sitzen. Du kannst einen Stuhl verwenden oder du findest einen entspannten Sitz mit gekreuzten Beinen auf deiner Yogamatte. Ein Sitzkissen erleichtert die bequeme Ausrichtung des Körpers. Lege eine Hand auf den Bauch und die zweite auf das Brustbein. Kopf, Nacken und Wirbelsäule bilden eine Linie und die Schultern bleiben locker. Atme durch die Nase ein, zähle von eins bis fünf und spüre, wie sich die Bauchdecke nach vorne wölbt und der Brustkorb weitet. Spüre, wie sich die Schlüsselbeine leicht heben. Nimm die Weite und die angenehme Dehnung wahr. Atme durch die Nase wieder aus, während du von eins bis fünf zählst, und spüre, wie sich dein Bauch wieder entspannt. Brustkorb und Schlüsselbeine senken sich. Werde dabei leer, um Raum für die nächste Einatmung zu schaffen. Atme wieder ein, während du bis fünf zählst, und setze die Praxis fort. Zwischen Einatmung und Ausatmung findet keine Pause statt, sie fließen jeweils ineinander.

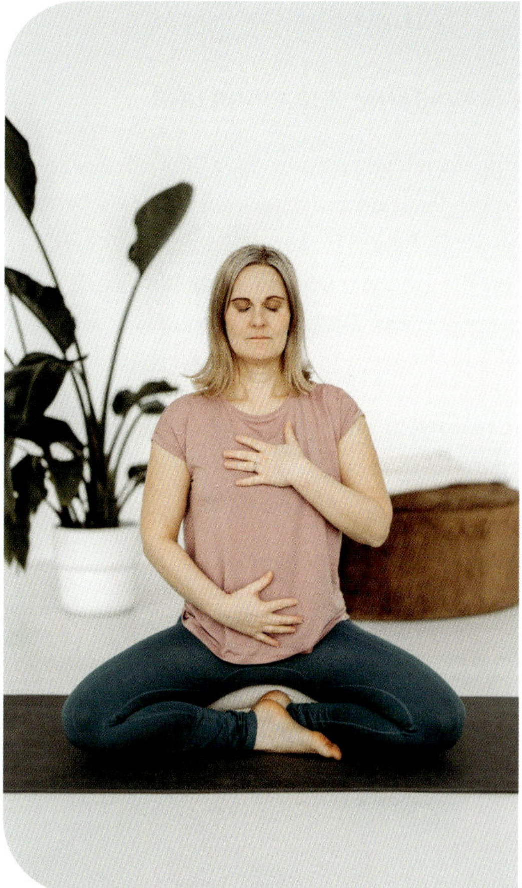

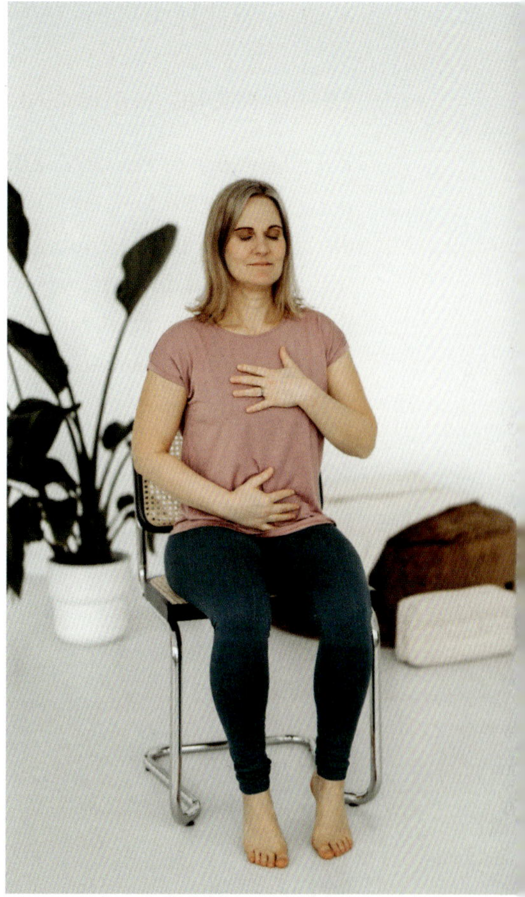

Wenn du möchtest, kannst du deine Augen schließen. Wenn du auf diese Art deine Sinne zurückziehst, kannst du dich besser auf dich selbst konzentrieren. Übe mindestens zwei Minuten lang. Du kannst die Atemübung beliebig lange fortsetzen. Um gleichmäßig ein- und auszuatmen, kannst du gerne technische Hilfsmittel nutzen, die dir einen Rhythmus vorgeben.

Affirmation: Ich atme ruhig und bin gelassen.

4.4 EINFACH WOHLFÜHLEN

ENTSPANNUNG IN RÜCKENLAGE (SAVASANA) ZUR ERHOLUNG

Wir alle brauchen Phasen der Erholung und Regeneration. Savasana, die Entspannung auf dem Rücken, ist die bevorzugte Position zwischen den Asanas sowie für die längere Endentspannung. Die Muskeln lassen locker, indem die Schwerkraft wirkt und man das Körpergewicht an die Unterlage abgibt. Der Blutdruck sinkt dabei und die Herzfrequenz wird niedriger. Der Parasympathikus wird aktiviert und diese entspannende Wirkung ist eine Wohltat für Körper und Geist.

Die Entspannungsanleitungen können sowohl an freien Tagen als auch nach einem langen Arbeitstag genutzt werden. Körper und Geist sind nach den Asanas besonders gut darauf vorbereitet.

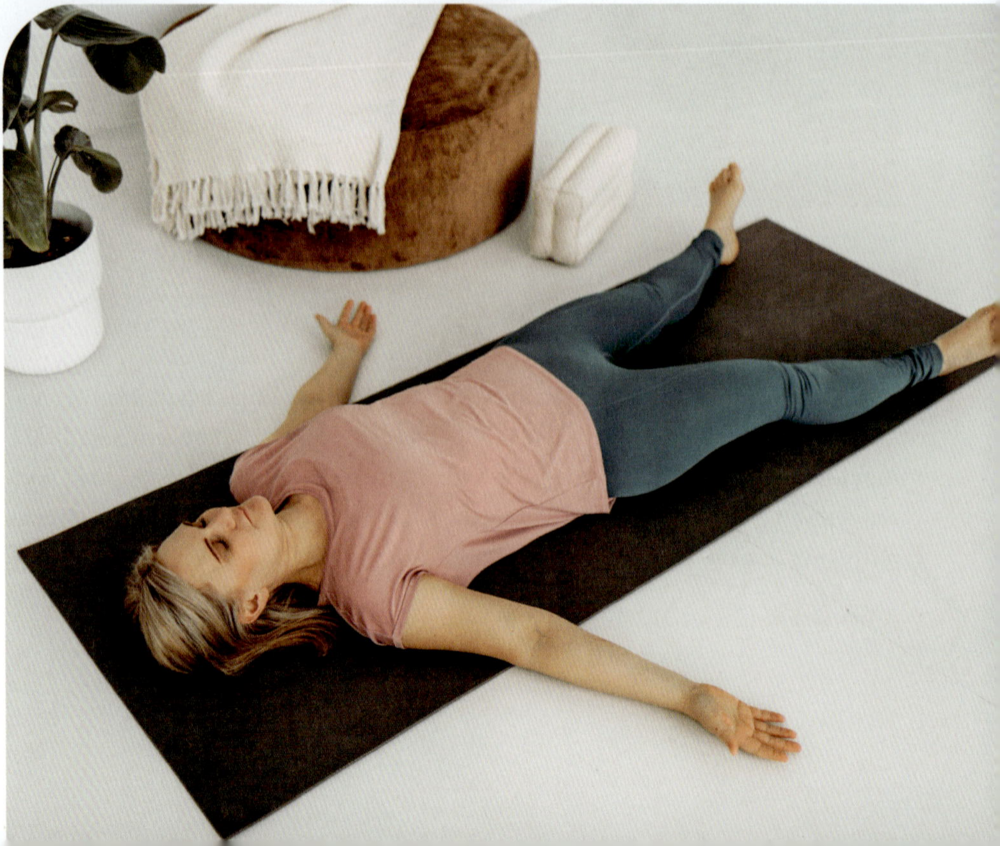

Für eine längere Entspannung in Savasana solltest du dir 15 bis 20 Minuten Zeit nehmen. Lege dich in Rückenlage auf die Yogamatte. Die Beine sind leicht geöffnet, die Füße fallen locker zur Seite. Die Hüften finden dabei eine angenehme Position. Die Arme liegen ca. in einem Winkel von 45 Grad neben dem Körper, die Handflächen sind nach oben aufgedreht. Die Schultern sind entspannt. Der Nacken bleibt lang und der Kopf verweilt mit dem Blick zur Decke ausgerichtet. Wenn du magst, kannst du sanft deine Augen schließen. Damit der Körper warm bleibt, kannst du eine kuschelige Decke verwenden. Sie hüllt dich sicher und schützend ein. Lasse nun die Schwerkraft wirken. Die Muskeln lassen immer mehr los. Der Körper sinkt voller Vertrauen in die Unterlage. Richte die Aufmerksamkeit auf deine Atmung. Bleibe konzentriert und beobachte, wie die Atmung im eigenen Rhythmus ein- und ausfließt.

Affirmation: Voller Vertrauen lasse ich jede Anspannung los.

PROGRESSIVE MUSKELENTSPANNUNG

Häufig wird parallel zu Savasana diese Entspannungsmethode angeleitet. Dabei werden die Muskeln nacheinander kurz angespannt und wieder entspannt. Das bewusste Wahrnehmen ermöglicht, dass der Unterschied zwischen Anspannung und Entspannung besser unterschieden werden kann.

Atme ein und hebe dabei das rechte Bein ca. zehn cm an. Spüre die Anspannung und lasse das Bein mit der Ausatmung wieder los. Nimm wahr, wie sich dein entspanntes rechtes Bein anfühlt.

Atme ein und hebe das linke Bein ca. zehn cm an. Spüre die Anspannung und lasse das Bein mit der Ausatmung wieder los. Nimm wahr, wie sich dein entspanntes linkes Bein anfühlt.

Atme ein und hebe beide Arme ca. zehn cm an. Balle deine Hände zu Fäusten und spüre die Anspannung in den Armen und Händen. Lasse beide Arme mit der Ausatmung wieder los. Nimm wahr, wie sich deine entspannten Arme anfühlen.

Atme ein, hebe dabei dein Becken und spanne das Gesäß an. Spüre die Anspannung. Mit der Ausatmung senkt sich das Becken und das Gesäß wird wieder weich. Nimm wahr, wie sich dein entspanntes Becken und dein Gesäß anfühlen.

Atme ein und drücke das Brustbein nach oben. Der Brustkorb wölbt sich auf und die Schulterblätter ziehen etwas zusammen. Atme aus, lasse wieder los und lege den Rücken bequem ab. Nimm wahr, wie sich dein entspannter Brustkorb und Rücken anfühlen.

Richte nun die Aufmerksamkeit auf dein Gesicht. Spanne alle Gesichtsmuskeln an. Ziehe eine Grimasse. Lasse jede Anspannung im Gesicht wieder los. Nimm wahr, wie sich dein entspanntes Gesicht anfühlt.

Atme ein und drehe deinen Kopf nach rechts. Atme aus und drehe deinen Kopf nach links. Die Atmung fließt weiter und der Kopf richtet sich wieder mittig aus. Nimm wahr, wie sich dein entspannter Nacken anfühlt.

AUTOSUGGESTION

Das Wort Autosuggestion setzt sich aus den lateinischen Worten „auto" und „suggestio" zusammen. Übersetzt bedeutet es „Selbstbeeinflussung". Die Gedankenkraft wird hier verwendet, um tiefer zu entspannen. Eine gedankliche Entspannungsanweisung wird zu den einzelnen Körperteilen geleitet. Sowohl Sensorik als auch Motorik werden dabei genutzt. Motorische Nerven leiten die Befehlssignale an die Muskeln weiter. Dabei lässt man noch mehr locker und fühlt die Körperteile bewusst. Sensorische Nerven leiten diese Information zurück ans Zentralnervensystem. Diese Rückkopplung verstärkt das Entspannungserlebnis.

Sende während deiner Entspannung die folgenden Worte an deine einzelnen Körperteile. Entspanne deine Muskeln und spüre.

- Ich entspanne meine Füße. Meine Füße sind entspannt.
- Ich entspanne meine Beine. Meine Beine sind entspannt.
- Ich entspanne meine Arme und meine Hände.
  Meine Arme und meine Hände sind entspannt.
- Ich entspanne mein Gesäß, meine Hüften und mein Becken.
  Mein Gesäß, meine Hüften und mein Becken sind entspannt.
- Ich entspanne meinen Rücken. Mein Rücken ist entspannt.
- Ich entspanne meinen Bauch. Mein Bauch ist entspannt.
- Ich entspanne meinen Brustkorb. Mein Brustkorb ist entspannt.
- Ich entspanne meine Schultern, den Hals und Nacken.
  Meine Schultern, mein Hals und mein Nacken sind entspannt.
- Ich entspanne mein Gesicht. Mein Gesicht ist entspannt.
- Ich entspanne meinen Kopf. Mein Kopf ist entspannt.
- Ich entspanne meine inneren Organe im Bauch.
  Meine inneren Organe im Bauch sind entspannt.
- Ich entspanne meine Lunge und mein Herz.
  Meine Lunge und mein Herz sind entspannt.
- Ich entspanne mein Gehirn. Mein Gehirn ist entspannt.
- Ich entspanne mein Nervensystem. Mein Nervensystem ist entspannt.
- Ich entspanne jede Zelle meines Körpers.
  Jede Zelle meines Körpers ist entspannt.

Nimm dir Zeit und lass dich von dieser ausführlichen Audioanleitung in die Entspannung führen:

4.5 GAUMENFREUDEN ERLEBEN

4.5.1 Energielieferant Nahrung

Es gibt sehr viele Vorschläge für eine gesunde Ernährung. In diesem Buchabschnitt wird ein Einblick in dieses Thema aus yogischer Sicht gezeigt. Wer langfristig gesund bleiben möchte, wird sich immer wieder mit den verschiedenen Ansätzen zum Thema Nahrungsaufnahme auseinandersetzen müssen. Besonders interessant sind hier die oft völlig gegensätzlichen Tipps unterschiedlicher Ernährungslehren. Fakt ist allerdings, dass bereits kleine Ernährungsumstellungen eine Wirkung haben.

Die Yogalehren behandeln das Thema der richtigen Ernährung sehr ausführlich. Die Grundregeln der yogischen Ernährung lassen sich von alten philosophischen Yogatexten ableiten, die genauer betrachtet sehr gut zu unserem derzeitigen Leben mit sämtlichen Herausforderungen passen.

Es werden Aspekte beachtet, die ein friedliches und somit gewaltfreies Leben beinhalten. Nach diesen Werten zu leben, bedeutet unter anderem, dass man überlegt, wie sich das eigene Handeln auf das gesamte System auswirkt. Als Konsument hat man die Möglichkeit, fair produzierte Produkte zu wählen oder manches gar nicht mehr zu essen oder zu kaufen.

Wer beachtet, welche Qualität ein Produkt hat, profitiert mehrfach. Ein biologisch hergestelltes Lebensmittel belastet den eigenen Körper weniger und ist besser für die Umwelt, da auch die Böden weniger mit Pestiziden strapaziert werden. All das sind Möglichkeiten, wie jede Einzelne selbstbestimmt auf den Markt einwirken kann. Bereits jeder kleine Beitrag wirkt. In der Summe findet Veränderung statt.

Die Yogalehre geht sogar so weit zu sagen, dass Lebensmittel auf den Geist und die Stimmung einwirken. Die Klarheit des Geistes hängt von der Nahrung ab und deshalb ist eine yogische Ernährung sattvig und lakto-vegetarisch. Um diesen Ansatz zu verstehen, müssen wir einen kurzen Ausflug in die Yogaphilosophie unternehmen. Sie erklärt, dass alles in der Natur – und somit auch der Geist – aus drei Eigenschaften besteht.

Im Sanskrit spricht man von den drei Gunas: Sattva, Rajas und Tamas. Auch Lebensmittel werden laut Yoga in diese Qualitäten eingeteilt und wirken unterschiedlich auf den Geist.

- Sattva ist die Qualität von Reinheit, Harmonie und Klarheit.
  Eine sattvige Ernährung bringt Lebensfreude und innere Ruhe.
- Rajas ist die Energie von Unruhe und Getriebenheit.
  Lebensmittel aus dieser Gruppe fördern Emotionen wie Zorn und Gier.
- Tamas bedeutet Dunkelheit und steht für die Energie des Widerstandes.
  Zu viele tamasige Lebensmittel machen faul, träge und unflexibel.

Kurzer Überblick über die Lebensmittel:

Sattvige Nahrungsmittel	Rajasige Nahrungsmittel	Tamasige Nahrungsmittel
Reifes, frisches Obst	Unreifes Obst	Überreifes Obst
Frisches Gemüse	Zwiebeln und Knoblauch	Pilze
Vollkorn wie Hafer, Weizen, Hirse, Gerste usw.	Tabak und Stimulanzien aller Art	Essig und fermentierte Nahrung
Nüsse, Hülsenfrüchte und Samen	Eier	Fleisch und Fisch
Milchprodukte von glücklichen Tieren	Koffein	Rauschmittel wie Alkohol
Gewürze, die nicht stark anregen, wie Kurkuma, Kreuzkümmel, Petersilie, Koriander	Sehr scharfe Gewürze und übermäßig gesalzene Gerichte	Gegrillte, frittierte oder verbrannte Nahrung
Natürliche Süßungsmittel wie Honig oder Ahornsirup	Zu viel Süßes und raffinierter Zucker	Fertignahrung aus der Dose oder stark verarbeitete Produkte

Alle Lebensmittel sollten frisch zubereitet werden und wenig verarbeitet sein. Grundsätzlich sollte man immer langsam, regelmäßig und in Maßen essen.

Diese allgemeinen Empfehlungen zum Thema Ernährung lassen sich bei Schichtarbeit aber nicht immer optimal umsetzen. Es ist jedoch immer eine Überlegung wert, welche Veränderungen einfach durchgeführt werden können, sodass trotz unregelmäßiger Arbeitszeiten der Körper nicht zusätzlich belastet wird.

Niemand braucht eine krankhafte „Gesundesserin" zu werden, denn selbst kleinste Veränderungen zeigen eine positive Wirkung. Zum Beispiel ist es nicht mehr Aufwand, Nudeln oder Brot in der Vollkornvariante zu wählen. Ebenso kann weißer Zucker durch Honig ersetzt werden. Vielleicht fängst du damit an, dir zu Hause etwas Leckeres für die Arbeit vorzubereiten. Mit der Zeit kannst du mehr gesunde Lebensmittel in den Berufsalltag integrieren und Fast Food reduzieren. Generell zählt immer der Leitspruch „Weniger ist mehr!" Viele Einrichtungen haben auch eine gute Kantine, in der man eine große Auswahl an Köstlichkeiten findet.

Das kleine Stück Danke-Schokolade kann deshalb weiterhin mit gutem Gewissen auf der Zunge schmelzen. Im hektischen Pflegealltag braucht es süße, achtsame Momente, die der Seele schmeicheln.

Der Anfang jeder Veränderung ist das Erkennen. Beginne deshalb, deine Essgewohnheiten zu hinterfragen. Wann handelst du im „Automatikmodus" und gewohnheitsmäßig? Durch viele Jahre in der Pflege gewöhnen sich manche ein schlechtes Essverhalten an. Vielleicht erkennst du dich selbst im folgenden Beispiel: Eine Neuaufnahme ist angekündigt und man will sich noch schnell stärken. Hastig und im Stehen wird das Erstbeste in den Mund geschoben und ohne zu kauen hinuntergeschluckt. Hier ein kleiner Keks, nebenbei eine Packung Chips oder in der Kneipe ein alkoholisches Feierabendgetränk, weil man das schon immer so gemacht hat.

Nimm dir deshalb etwas Zeit und mache dir über deine eigenen Essgewohnheiten Gedanken. Wie ist dein Essverhalten in der Freizeit? Wann isst und trinkst du nur nebenbei und gewohnheitsmäßig? Wann bist du hungrig? Wann fühlst du dich innerlich leer und versuchst dich mit Nahrung anzufüllen? Isst du mehr, wenn du dich gestresst fühlst? Wie sorgfältig kaust du dein Essen? Nimmst du dir Zeit und bleibst beim Essen sitzen? Schaust du beim Essen ständig auf dein Handy? Wann hast du das letzte Mal bewusst und achtsam mit allen Sinnen gegessen?

4.5.2 Achtsam essen

Unsere klassisch definierten fünf Sinne sind das Sehen, Hören, Riechen, Schmecken und Fühlen. Wir machen damit menschliche Erfahrungen und begreifen, was uns umgibt. Durch die Wahrnehmung der Außenwelt wird auch unser Innenleben beeinflusst. Betrachten wir zum Beispiel ein bezauberndes Gemälde oder hören wir unsere Lieblingsmusik, dann fühlen wir uns besser.

Nichts beansprucht alle Sinne mehr als die Aufnahme von Essen und Getränken. Durch Übungen kann man die Sinneswahrnehmungen schärfen und lernt, sie besser zu kontrollieren und bei Bedarf zurückzuziehen.

Achtsam zu essen bedeutet auch, dass wir die Kontrolle über das eigene Essverhalten haben. Bleibt der Fokus bei der Nahrungsaufnahme, dann verlassen wir den Automatikmodus und nehmen auch wahr, wann ein Sättigungsgefühl einsetzt. Jedes bewusste Tun fördert die Konzentration und führt in den gegenwärtigen Moment – in das Jetzt.

Übe dich im achtsamen Essen. Nimm dir Zeit dafür. Bereite dir ein buntes Menü zu oder besuche dein Lieblingsrestaurant. Sei mutig und koste etwas anderes als gewohnt. Lass dich darauf ein, Neues zu entdecken. Setze dich dabei aufrecht hin. Spüre die Kontaktflächen zum Stuhl. Platziere beide Beine nebeneinander, sodass beide Füße Kontakt zum Boden haben. Beginne mit deinem Erlebnis.

- Sehen: Das Auge isst bekanntlich mit.
  Was siehst du, wenn du auf deinen Teller blickst? Wie farbenfroh ist deine Kost? Macht es dir Freude, diese Köstlichkeit zu betrachten?

- Riechen: Der Geruchssinn ist entscheidend für das Geschmackserlebnis. Dieser Reiz geht direkt in das limbische System, wo auch Emotionen verarbeitet werden.
  Wie riecht dein Gericht? Erinnert dich der Geruch an etwas? Nimmst du eine Emotion in dir wahr?
- Schmecken: Auf der Zunge befinden sich unzählige Geschmacksknospen. Wie schmeckt dein Essen? Kannst du süß, sauer, salzig, herb und bitter unterscheiden? Wie schmecken die einzelnen Lebensmittel? Was macht das mit deinem Inneren?
- Hören: Auch dieser Sinn spielt beim Essen eine Rolle.
  Hörst du es knacken, wenn du in frisches Gemüse beißt? Was hörst du, wenn du ein sprudelndes Getränk in dein Glas gießt? Wo im Körper nimmst du Geräusche wahr?
- Fühlen: Der Tastsinn wird bei jeder Mahlzeit beansprucht.
  Wie fühlt sich das Produkt auf deiner Zunge an? Kannst du zwischen weich, hart, cremig, mehlig oder sämig unterscheiden? Was davon fühlt sich am angenehmsten an? Wie verändert sich die Konsistenz beim Kauen?

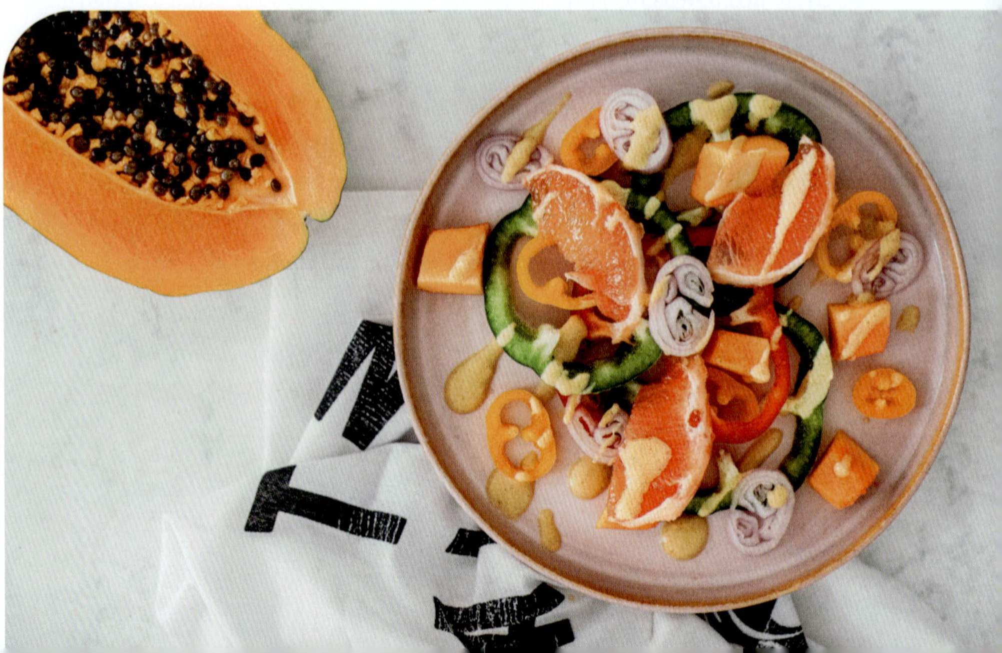

4.6 MENTALE STÄRKUNG

4.6.1 Wünsche, Ziele und Visionen

Kennst du den Begriff „Bucket List“, auf Deutsch übersetzt „Löffelliste“? Das ist eine Liste mit Dingen, die man erreichen möchte, bevor man „den Löffel abgibt“.

Wenn wir Pflegekräfte über Sterben und Tod sprechen, verwenden wir diesen Begriff zwar nicht, aber das Begleiten von Menschen in dieser Phase ist uns vertraut. Diese letzten Stunden eines Menschenlebens sind sehr verschieden. Oft sind die Personen sehr ruhig und alles wirkt stimmig, aber manchmal scheint es so, als würde sie bis zum Schluss etwas quälen. Der Tod selbst, wenn die Seele den Körper verlässt, ist immer umhüllt von einer tiefen Stille und Friedlichkeit.

Wie oft haben wir uns gefragt, wer diese Menschen waren und ob sie ein erfülltes Leben hatten? Haben sie ihre Chancen genutzt? Sind sie auch einmal ein Risiko eingegangen und haben sie mutige Entscheidungen getroffen? Was haben sie selbst in die Welt getragen und welche Träume haben sie sich erfüllt? Wie waren sie, als sie noch jung waren?

Kinder haben noch außergewöhnliche, für so manchen Erwachsenen sogar verrückte Träume und Wünsche. Viel zu häufig wird ihnen dann vermittelt, dass das Erreichen dieser nicht möglich ist. Wenn sie das immer wieder hören, glauben sie das allmählich und verlieren ihre Träume. Unterbewusst erziehen wir sie immer mehr dazu, im System zu funktionieren. Das „Selbst-Denken“ wird überflüssig. Irgendwann sind alle Kinder erwachsen, wie wir. Man lebt möglicherweise das Leben in ähnlicher Weise wie alle anderen: gleiche Kleidungsstücke, Wohnungen, Urlaubsziele oder Unternehmungen. Vielleicht hat man längst vergessen, was die eigenen Augen zum Leuchten bringt. Bedürfnisse und Ziele werden nicht mehr formuliert und somit fehlt auch die Motivation, etwas zu erreichen.

Wann hast du dir zuletzt darüber Gedanken gemacht, was dich selbst glücklich macht? Wir brauchen für unseren inneren Antrieb Ziele und große Visionen. Dadurch wissen wir, auf was wir uns zubewegen wollen und für was es sich lohnt, auch in schwierigen Zeiten immer wieder aufzustehen und Schritt für Schritt weiterzugehen.

Schreibe deshalb deine persönliche „Wunsch-Ziel-Visionen-Liste“. Nimm dir Zeit dafür und formuliere handschriftlich mindestens 20 Einträge. Formuliere in der Gegenwartsform und verwende nur Positivformulierungen. Schreibe alles auf, ohne zu grübeln, ob es möglich ist. Überlege dir, was dir wirklich Erfüllung gibt. Was würde dir Freude machen? Was willst du erleben, sehen oder tun? Vielleicht hast du auch ein großes Ziel, das du auf deine Liste schreiben möchtest. Was möchtest du erreichen und hinterlassen? Was soll durch dich ins Leben kommen? Für was willst du dich einsetzen – privat wie beruflich? Wie sieht dein Leben aus, wenn deine Visionen Realität geworden sind? Wohin treibt dich dein Herz? Was brauchst du wirklich, damit deine Seele diesen Weg am kraftvollsten und schönsten gehen kann?

Schreibe alles auf, was dir in diesem Zusammenhang einfällt. Wie soll das Leben für dich sein?

Platziere deine Bucket List an einem sichtbaren Ort und lies sie dir immer wieder durch. Visualisiere und fühle. Irgendwann wird sie für dich immer klarer werden und du wirst fühlen, was du wirklich brauchst. Du weißt, wann dein Herz wirklich vor Freude tanzt und du dich damit auch innerlich erfüllt fühlst.

Damit du all deine Ziele umsetzen kannst, brauchst du körperliche und mentale Gesundheit. Versorge dich selbst gut mit allem, was du benötigst. Wähle Übungen aus diesem Buch, die dir guttun. So bleibst du trotz Herausforderungen in deiner Kraft und kannst deine Ziele erreichen.

4.6.2 Affirmationen

Wir sollten öfters Menschen betrachten, die ihre Visionen gelebt haben und Großes erreicht haben. Diese Persönlichkeiten haben sich von der Masse abgehoben und sind ihren eigenen Weg gegangen. Sie haben verstanden, wie die Gesetzmäßigkeiten des Lebens funktionieren und was es für Erfolg wirklich braucht. Niemand sollte die Kraft der Gedanken unterschätzen. Das Zitat „Wenn du es träumen kannst, kannst du es auch tun" stammt von Walt Disney. Henry Ford wird gerne mit den Worten „Ob du denkst, du kannst es oder du kannst es nicht – in beiden Fällen hast du recht" zitiert.

Wer weiterkommen möchte, muss deshalb das eigene Denken hinterfragen. Der innere Monolog ist oft nicht förderlich. Vieles läuft unbewusst im Hintergrund ab und vielen Personen ist nicht bewusst, wie schlecht sie eigentlich über sich selbst denken oder was sie sich wirklich zutrauen. Jeder Mensch hat Glaubens- oder Überzeugungssysteme. Sätze wie „Ich kann das nicht", „Ich bin es nicht wert", „Ich bin nicht intelligent genug", „Ich bin zu alt/zu jung", „Ich habe nicht genügend Zeit" oder auch „Für Geld muss man hart arbeiten" haben wir als Kind von anderen Leuten, von unseren Eltern und Geschwistern oder auch allgemein von Kultur- und Gesellschaftsnormen übernommen. Diese Überzeugungen wirken auf den Selbstwert und implizieren, dass alles so bleibt, wie es ist. Sämtliche Entscheidungen, Handlungen und unser Umgang mit herausfordernden Situationen und Stress werden dadurch beeinflusst.

Diese „Ich bin"-Sätze können sehr kraftvoll auf uns einwirken und auch im positiven Sinne genutzt werden. Man spricht dann von Affirmationen. Es wird mit kurzen, positiv formulierten Aussagen gearbeitet. Das gibt uns eine völlig neue Orientierung. Das Unterbewusstsein wird mit neuen Informationen aufgefüllt. Festgefahrene Gedankenmuster und selbst eingeredete Beschränkungen werden durch befreiende und inspirierende Gedanken ersetzt.

Es gibt verschiedene Möglichkeiten, mit Affirmationen zu arbeiten. Zuerst solltest du allerdings überlegen, mit welchem Thema du dich beschäftigen möchtest.

Überlege dir also, was dich im Leben beeinträchtigt und blockiert. Die Affirmationen dazu werden immer positiv formuliert. Man konzentriert sich darauf, welchen Anteil man stärken will. Pro Thema sollte man sich 25–30 Tage Zeit nehmen. Das ist der Zeitraum, in dem du eine neue Denkgewohnheit verinnerlichst. Die Sätze müssen in diesem Zeitraum täglich wiederholt werden. Für eine zeitliche Orientierung kannst du auch mit einem Kalender arbeiten und jeden Tag abhaken, an dem du mit deinen Affirmationen gearbeitet hast.

Schreibe dir die Sätze auf und wiederhole sie wirklich jeden Tag. Du kannst dir die Affirmationen in Sichtweite aufhängen, sodass du immer wieder an sie erinnert wirst. Affirmationen können jederzeit, auch in der Arbeit, gedanklich wiederholt werden. So kannst du eine Wartezeit mit einem kraftvollen Satz füllen.

Mittlerweile gibt es viele vertonte Affirmationen. Achte allerdings darauf, dass sie passend formuliert sind, alle Negativformulierungen müssen vermieden werden. Es ist sehr förderlich, zur Motivation täglich derartige Sätze anzuhören. Das muss nicht immer bewusst sein, die Affirmationen können auch im Hintergrund mitlaufen.

In diesem Buch findest du zusätzlich zu den Körperübungen immer einen positiven Satz. Diese abgestimmte Affirmation verstärkt deine Geisteshaltung beim Üben.

Hier folgt noch eine weitere Auswahl zu verschiedenen Themen. Unter dem QR-Code findest du die nachfolgenden Affirmationen vertont.

Beruf und Berufung:

- Ich kann aus allem das Beste machen.
- Ich bin kreativ und kann meine Ideen erfolgreich einsetzen.
- Ich verdiene es, erfolgreich zu sein.
- Ich lebe meine Berufung.
- Ich bin dankbar für die Erfüllung in meinem Beruf.
- Ich freue mich, dass sich stets neue Chancen eröffnen.

Loslassen:

- Ich bin stets gut versorgt.
- Ich bin frei und voller Vertrauen.
- Ich darf in Liebe Abschied nehmen.
- Ich habe Mut für Neues.

Selbstbewusstsein:

- Ich habe eine eigene Meinung und vertrete sie.
- Ich habe alles, was ich brauche, in mir.
- Ich ziehe mit positiven Gedanken Positives an.
- Ich bin sicher im Umgang mit anderen Menschen.
- Ich bin mir meiner Selbst bewusst.
- Ich bin die Schöpferin in meinem Leben.
- Ich bin stolz, dass ich mutig bin.

Selbstliebe:

- Ich mag mich, so wie ich bin.
- Ich bin genau richtig.
- Ich liebe jede Zelle meines Körpers.
- Ich bin stolz auf alles, was ich tue.
- Ich bin großartig und wundervoll.
- Ich gebe meinem Körper, was er braucht.

Entspannung:

- Ich bin ausgeglichen und ruhig.
- Ich bin gelöst und locker.
- Ich bin dankbar für die Ruhe.
- Ich bin entspannt.
- Ich bin von Tag zu Tag gelassener.

4.6.3 Vorauserleben

Das Gehirn unterscheidet nicht zwischen Wirklichkeit und Fantasie. Gedanklich können wir alles erleben und mit etwas Übung kann die Fähigkeit, innere Bilder entstehen zu lassen, erlangt werden. Vom Visualisieren spricht man, wenn man sich im Geist Visionen der Zukunft detailliert vorstellt. Dabei versetzen wir uns in eine Wunschsituation und erleben sie emotional so, als wäre sie bereits Realität.

Jede innere Realität wirkt sich aus. Bei förderlichen Gedanken öffnet sich ein neuer Möglichkeitsraum. Das erschafft mehr Vertrauen zu sich selbst und in die Zukunft. Wenn etwas gedanklich möglich ist, dann erscheint es mit der Zeit immer wahrscheinlicher, dass es auch real umsetzbar ist.

Aufgrund der selektiven Wahrnehmung neigen wir dazu, in der Außenwelt vermehrt das zu sehen, an das wir innerlich glauben. Wird die Einstellung zum Leben zuversichtlicher, erkennt man neue Chancen. Vertrauensvoll und mutig schreitet man zur Tat – das bringt positive Ergebnisse. Ebenso treffen wir auf ähnliche Menschen, die unsere Lebenseinstellung teilen. Dadurch fühlen wir uns in der eigenen Realität bestärkt.

Die Suchmaschinen im Internet sind ein gutes Beispiel. Geben wir ständig ähnliche Suchbegriffe ein, bringt uns der Algorithmus mit der Zeit gleiche Vorschläge und passende Werbung. Anderes wird ausgeblendet. Bleibt es bei dieser einseitigen Betrachtung, wird der Horizont eng. Vieles wird nicht mehr hinterfragt und einfach so akzeptiert.

Noch nie war es so einfach, dass sich Gruppen zusammenschließen und sich ständig ihre eigenen Wahrheiten gegenseitig bestätigen. Jeder Person muss bewusst sein, dass sie sich in einer Blase befindet, die sie sich allerdings selbst so gestaltet hat. Mit einseitiger Denkweise schließt man viele Möglichkeiten und auch andere Menschen aus. Letztendlich sind wir aber mit allem verbunden und durch befangenes Denken erleben wir innerlich ein Getrenntsein von allem – sogar von uns selbst.

Es gibt noch einen anderen Ansatz zur Gedankenkraft. In diesem Fall spricht man vom „universellen Gesetz der Anziehung“ oder anders formuliert: „Gleiches zieht Gleiches an“. Es besteht hierbei die Annahme, dass jeder Mensch eine individuelle Schwingung bzw. Frequenz hat, die durch Gedanken und Gefühle beeinflusst wird. Entsprechend geht man in Resonanz und zieht sich alles selbst ins Leben. Man sendet aus und empfängt. Jeder Gedanke möchte sich verwirklichen – ob bewusst oder unterbewusst. Das ist die Kraft der Gedanken.

Egal, woran du glaubst, es wird sich in jedem Fall bestätigen. Du hast aber die Möglichkeit, dein Gehirn selbst zu „programmieren“ und dadurch mehr Möglichkeiten zu erschaffen. Wie würdest du generell dein Denkverhalten einstufen? Wie denkst du über deine Zukunft? Fakt ist, dass viele Menschen destruktiv denken und sich dabei immer wieder bestätigen. Die Prophezeiungen „Heute wird es bestimmt wieder stressig“ oder „Das funktioniert eh nicht“ werden zur Realität.

Mentaltraining hilft, mehr aufbauende Gedanken zu verinnerlichen. Dabei stärkt man das Vertrauen in die eigenen Fähigkeiten. Zielführend zu denken hilft uns auch, wenn wir gedanklich und emotional feststecken. Das selbsterschaffene Hamsterrad kann man durch richtiges Denken wieder verlassen. Neue Chancen werden erkannt und genutzt.

Bei der Übung „Vorauserleben“ kannst du bereits am Morgen damit starten, ein kleines bisschen anders zu denken. Mit dieser Anleitung kannst du dich stärken und zuversichtlicher in den Tag blicken. Selbst eine kurze Übungsphase von nur zwei Minuten wirkt.

Versuche, dir gewisse Situationen, die dich tagsüber erwarten, positiv vorzustellen. Gestalte dir innerlich die schönsten Visionen von deinem Tag. Stelle dir freundliche, wertschätzende Begegnungen vor. Visualisiere, wie dir alles leicht von der Hand geht. Du kannst die Übung nutzen, indem du gedanklich Tätigkeiten wiederholst, die dich beruflich noch herausfordern. Wenn du ein bestimmtes Hobby hast, kannst du Bewegungsabläufe in deiner Vorstellung optimieren. Lasse innerlich Bilder entstehen, wie du ruhig und selbstbewusst deine Meinung vertrittst. Spüre bei der Übung, wie sich diese inneren Bilder auswirken und anfühlen. Wenn du täglich übst, wird sich deine Vorstellungskraft mit der Zeit erweitern. Du wirst erstaunt sein, wie sich auf unerklärliche Weise alles verbessert.

4.6.4 Ein kraftvoller Tagesstart

Eine gute Morgenroutine ist die beste Voraussetzung, um motiviert und kraftvoll in den Tag zu starten. Viele Menschen beginnen den neuen Tag allerdings schon schlecht gelaunt. Sie drücken mehrmals genervt den Wecker aus und der erste Gedanke ist: „Ich habe keine Lust zum Aufstehen". Durch die daraus resultierende Verzögerung eilen sie unter Zeitdruck ins Badezimmer. Der Morgenkaffee wird nebenbei im Stehen getrunken und schlussendlich kommt man abgehetzt in der Arbeit an. Das ist zwar auch eine Routine, aber wie soll bei diesem stressigen Tagesstart ein Gefühl von innerer Ausgeglichenheit folgen?

Wer schon in den ersten Minuten des Tages damit beginnt, Körper und Geist gut mit allem zu versorgen, wird das tagsüber gewohnheitsmäßig fortsetzen. Es braucht nicht viel mehr Zeit, um bessere Verhaltens- und Gedankenmuster zu verinnerlichen. Auch wer schichtbedingt zeitig aufstehen muss, kann kurze Routinen integrieren, die bereits frühmorgens Stressreaktionen reduzieren. Wer den Tag bewusst und entschleunigt beginnt, startet mit einem Gefühl von Freude und blickt zuversichtlich auf das, was kommt. Jeder neue Tag ist eine Gelegenheit, es wieder ein kleines bisschen besser zu machen.

Ideen für einen kraftvollen Tagesstart:

- Beginne jeden Tag mit einem Lächeln: Der Wecker klingelt. Ziehe, ohne lange zu überlegen, deine Mundwinkel nach oben. Das Gehirn holt sich ständig Informationen vom Körper. Durch diese Muskelaktivität im Gesicht, die an sich Freude signalisiert, sagst du deinem Körper: Alles ist gut.
  Im Kapitel „Lachyoga" erfährst du noch mehr über dieses einfache, aber doch so wohltuende Tool.

- Starte mit aufbauenden Gedanken: Du selbst bist die wichtigste Person in deinem Leben. Sage dir etwas Liebevolles. Wähle eine Affirmation und starte jeden Tag gedanklich mit diesem positiven Satz.
- Nimm bewusst Kontakt zu deinem Körper auf: Strecke, räkle dich und spüre deinen Körper.
- Verbinde dich mit deinen Mitmenschen: Sende gedanklich einen guten Gedanken an eine Person, die dir wichtig ist. „Ich wünsche dir das Beste für diesen Tag."
- Atme bewusst: Stehe auf, öffne das Fenster und atme dreimal tief ein und aus.
- Erfreue dich an dem Wundervollen: Blicke aus dem Fenster und nimm Kontakt zur Natur auf. Das kann ein nahestehender Baum sein oder eine Pflanze auf dem Balkon.
- Aktiviere dich: Bringe deinen Kreislauf in Schwung. Übe eine Runde Sonnengebete oder eine Asana deiner Wahl.
- Gib deinem Körper, was er braucht: Nach einer langen Nacht verliert der Körper Flüssigkeit. Trinke ein Glas Wasser und fülle deinen Flüssigkeitshaushalt wieder auf.
- Ziehe dir mit zielorientierten Gedanken schöne Momente an: Denke über den kommenden Tag nach und visualisiere kraftvolle innere Bilder. Überlege dir, was du heute besonders gut machen wirst.

All diese Übungen dauern nicht lange, geben dir aber eine neue Orientierung für den ganzen Tag. Es sind kleine, bewusste Momente, die du dir selbst jederzeit geben kannst.

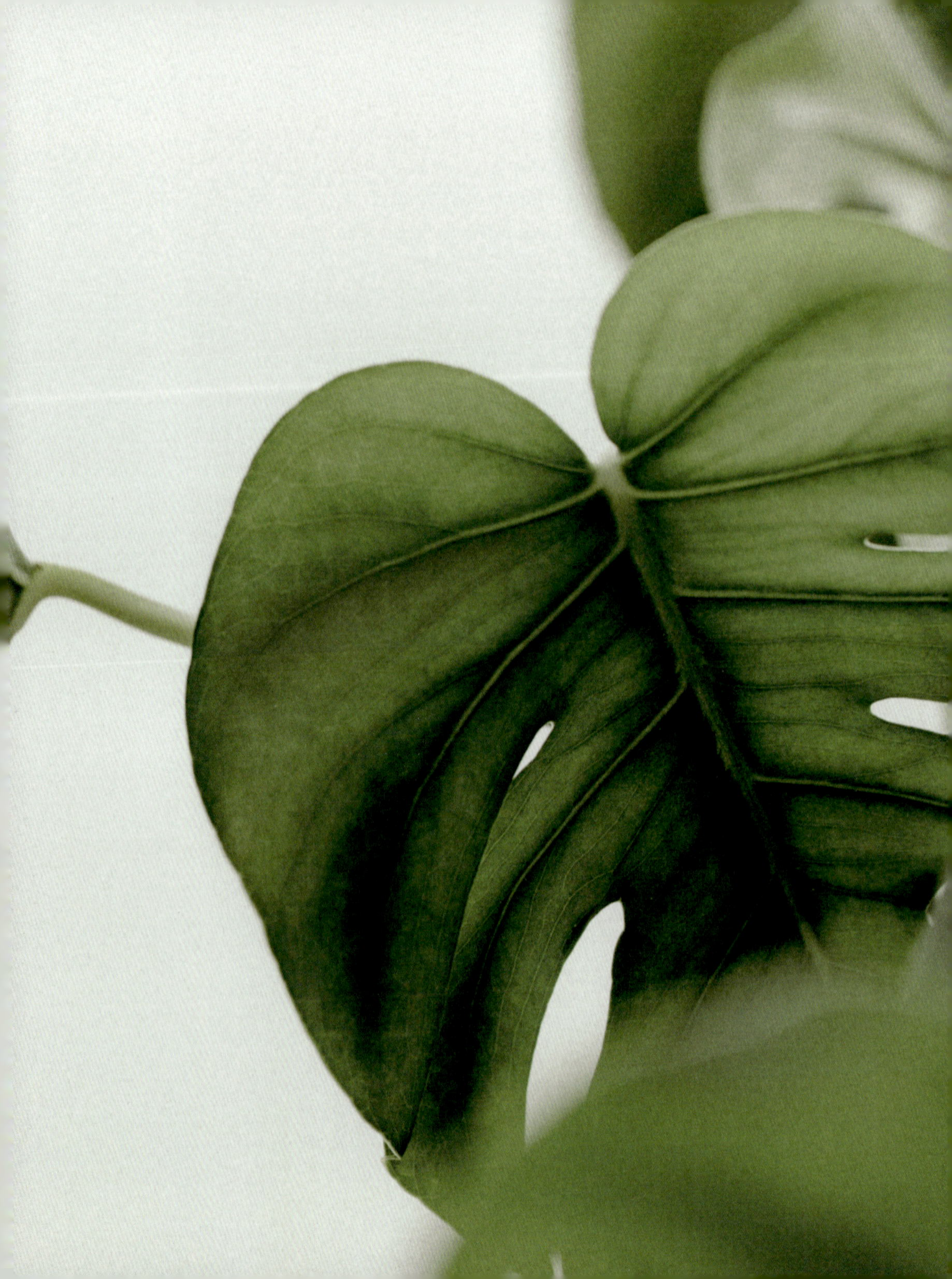

5

PRAXIS FÜR DEN PFLEGEALLTAG

*„Wähle einen Beruf, den du liebst,
und du brauchst keinen Tag
in deinem Leben mehr zu arbeiten."*

(UNBEKANNT)

5.1 DIE KÖRPERWAHRNEHMUNG STÄRKEN

Im Folgenden findest du eine Vielzahl von kurzen Anleitungen, die du während der Dienstzeit oder in der Pause durchführen kannst. Auch an einem an sich ausgefüllten Arbeitstag fallen trotzdem oft Wartezeiten an – Wartezeiten, die mit den Übungen aus den folgenden Buchkapiteln gefüllt werden können:

- vor der Mikrowelle, während das Essen oder Kirschkernkissen aufgewärmt wird;
- vor dem Badezimmer, während die Patientin auf der Toilette ist;
- vor dem Computer, wenn man auf einem Befund wartet;
- vor dem Kopierer, bis alles ausgedruckt ist;
- am Telefon, wenn die Warteschleife endlos scheint;
- beim Warten auf Personen;
- generelle Leerlaufzeiten, wenn aus diversen Gründen nicht weitergemacht werden kann;
- wenn die Arbeit bereits getan ist.

Die folgenden Körperübungen sind so angelegt, dass sie nicht viel Zeit in Anspruch nehmen. Ebenso werden allgemeine Hygienerichtlinien eingehalten und durch Abwandlungen der Übungen findet kein Bodenkontakt statt. Es wird keine Yogamatte benötigt, sondern gelegentlich nur ein Stuhl, den man überall zur Verfügung hat. Die sanften Asanas sollen auch Yogaanfängerinnen einladen, den eigenen Körper besser kennenzulernen. Egal, wie hektisch es oft im Pflegealltag ist: Yoga ist ein JA zu sich selbst. Selbst ein kurzer, bewusster Bewegungsablauf stärkt deine Körperwahrnehmung und bringt dich zu dir selbst zurück.

SCHULTER- UND NACKENÜBUNG FÜR DIE LOCKERHEIT

Fehlhaltungen im Sitzen bei Bildschirmtätigkeiten, unachtsame Bewegungen beim Patientinnentransfer, aber vor allem auch psychischer Stress verursachen Verspannungen im Schulter- und Nackenbereich. Das Sprichwort „Eine schwere Last auf den Schultern tragen" kommt nicht von ungefähr. In der Klinik oder in der Pflegeeinrichtung wird man häufig mit schwierigen Situationen konfrontiert. Wer andere pflegt, fühlt sich in hohem Maße verantwortlich und trägt fälschlicherweise vielleicht sogar die Last der anderen.

Bei den folgenden Schulter- und Nackenübungen werden Muskelgruppen gelockert und unnötiger Ballast wird gedanklich abgeworfen. Übe gerne gemeinsam mit einer Kollegin, indem ihr euch gegenseitig den folgenden Text vorlest und euch achtsam anleitet. Gemeinsam ist alles leichter.

Du kannst die Übung im Sitzen durchführen. Hebe das Brustbein und richte den Oberkörper gerade auf. Lass die Arme locker nach unten hängen. Atme einmal tief durch und spüre deinen Schulterbereich. Beginne nun, die Muskulatur zu lockern, indem du im Atemfluss deine Schultern kreist. Rolle sie langsam nach vorne, nach oben, nach hinten und nach unten. Stelle dir dabei vor, wie unnötige Last wie von allein von dir abfällt. Gib ab, was nicht zu dir gehört und fühle dich frei. Du kannst die Übung beliebig lang fortsetzen. Beende das Schultertraining, indem du die

Schultern optimal ausrichtest, während sie sanft nach unten und hinten gleiten. Hebe das Brustbein und spüre die Offenheit in deinem Brustbereich.

Löse nun Verspannungen in deinem Nacken. Sitze dabei weiter aufgerichtet und lass die Schultern ganz ruhig. Senke mit der Ausatmung den Kopf langsam nach vorne zur Brust, um den Nacken zu dehnen. Verweile für ein paar Atemzüge. Hebe nun mit der Einatmung den Kopf und lege ihn achtsam in den Nacken, sodass Hals und Kehle gedehnt werden. Atme ruhig und langsam weiter. Richte den Kopf mit der Einatmung wieder mittig aus und senke ihn mit der Ausatmung zur rechten Seite. Das rechte Ohr zieht zur rechten Schulter. Die Schulter bleibt dabei gesenkt. Bleib für ein paar Atemzüge. Hebe deinen Kopf mit der Einatmung und senke mit der Ausatmung zur linken Seite. Das linke Ohr zieht zur linken Schulter. Die Schulter bleibt dabei gesenkt. Verweile für ein paar Atemzüge. Setze die Übungsfolge fort, indem du den Kopf mit der Einatmung wieder hebst. Drehe mit der Ausatmung deinen Kopf nach rechts und blicke weit über die rechte Schulter nach hinten. Verweile für ein paar Atemzüge. Drehe nun mit der Ausatmung den Kopf zur linken Seite und blicke weit über die linke Schulter nach hinten. Verweile für ein paar Atemzüge. Beende nun die Übung. Richte deinen Kopf wieder mittig aus. Setze mit lockeren Schultern und freiem Nacken deine Alltagstätigkeiten fort.

Affirmation: Ich bin entspannt und locker.

KNIE-BRUST-ÜBUNG (PAVANAMUKTASANA) FÜRS GLÜCKSGEFÜHL

Niemand spricht gerne darüber, aber Verdauungsprobleme wie Blähungen sind ein großes Thema. Hastiges Essen, Rauchen, Stress oder ein unregelmäßiger Rhythmus durch den Schichtdienst wirken sich negativ auf den Bauch und das sogenannte Bauchhirn aus. Mittlerweile weiß man, dass zahlreiche Nervenzellen im Bauch unter anderem auch für die Serotoninbildung zuständig sind.

Die folgende Asana, die in dieser Variante im Sitzen durchgeführt werden kann, hilft bei Blähungen. Sie löst Spannungen im Bauch auf und gibt den inneren Organen eine kleine Akupressur. Ein Wohlgefühl entsteht.

Setze dich auf die vordere Kante des Stuhls. Strecke das linke Bein nach vorne durch, sodass der Fuß stabil auf dem Boden steht. Atme ein, winkle das rechte Bein ab und ziehe es zur Brust. Lege deine Hände um das Knie. Atme aus und drücke dabei den rechten Oberschenkel sanft an deinen Bauch. Lasse deinen Kopf Richtung Knie sinken. Atme in dieser Stellung tief ein, sodass sich der Bauch nach vorne wölbt. Halte nun den Atem für ca. zwei Sekunden an. Atme aus und lasse dabei das rechte Bein wieder absinken. Der Oberkörper richtet sich wieder zu einer bequemen Sitzposition auf. Wiederhole diese Übung auf jeder Seite jeweils dreimal. Bleib nun für ein paar bewusste Atemzüge aufrecht sitzen und spüre im Bauch nach.

Affirmation: Ich finde mein Glück in meinem Innersten.

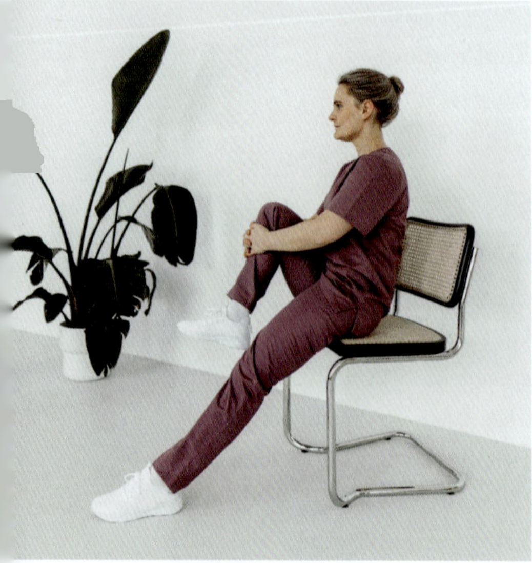

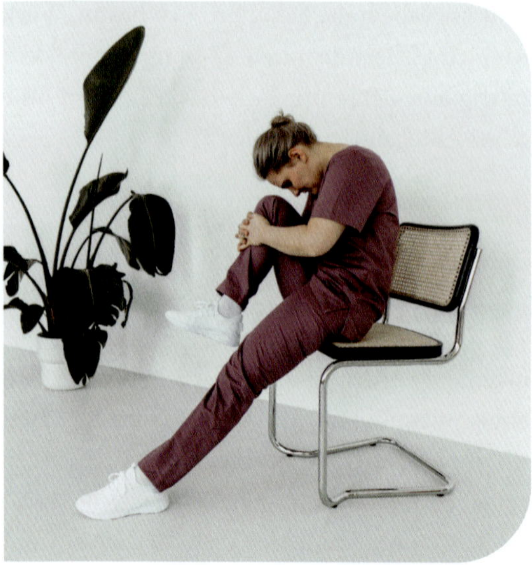

KATZE UND KUH AUF DEM STUHL FÜR DIE ELEGANZ

Manchmal wird es recht eng, wenn man sich für Pflegetätigkeiten im kleinen Bad zwischen Rollstuhl, Kloschüssel und Waschbecken bewegen muss. Das erfordert ein Maß an körperlicher Geschicklichkeit, damit man trotz aller Barrieren eine gewisse Eleganz bewahrt.

Die Katze- und Kuhvariante auf dem Stuhl bewegt die Wirbelsäule geschmeidig durch. Die Wirbelsäule freut sich, wenn man ihr auf diese Art und Weise etwas Gutes tut. Mit etwas Übung bleibt der Rücken beweglich und der Körper kann sich elegant bewegen.

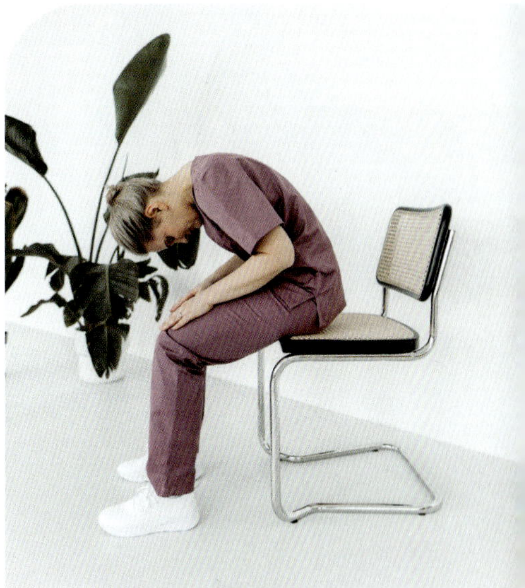

Setze dich gerade auf einen Stuhl. Die Beine sind hüftbreit nebeneinander ausgerichtet. Lege nun deine Hände entspannt auf den Oberschenkeln ab. Atme tief aus und werde Wirbel für Wirbel im Rücken rund. Senke dabei den Kopf und blicke zum Bauchnabel. Atme ein und richte dich Wirbel für Wirbel wieder auf. Komme dabei in ein geführtes Hohlkreuz. Hebe den Kopf, blicke nach oben und schiebe deine Schulterblätter zusammen. Die Schultern sind dabei gesenkt. Wiederhole diese Übung mehrmals in deinem eigenen Atemrhythmus. Bewege dabei locker deine Wirbelsäule. Beende die Bewegungsabfolge, indem du dich bei der Einatmung wieder aufgerichtet auf dem Stuhl positionierst.

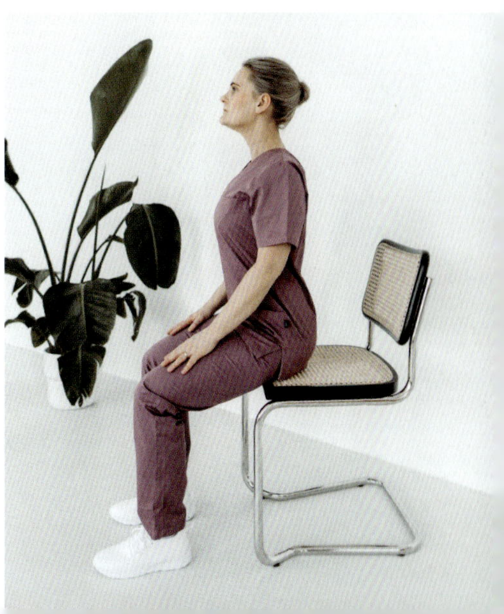

Affirmation: Ich bin dankbar für meine Eleganz.

DIE HEUSCHRECKE (SALABHASANA) AN DER WAND FÜR DIE STANDHAFTIGKEIT

Heben, Bücken und langes Stehen sind typische Belastungen für Pflegepersonen. Nach einem langen Tag spüren wir viel zu oft Schmerzen im Rücken.

Diese Variante der Heuschrecke im Stehen stärkt die Rückenmuskeln. Wer ein starkes Rückgrat hat, beweist Haltung und steht zu den eigenen Prinzipien.

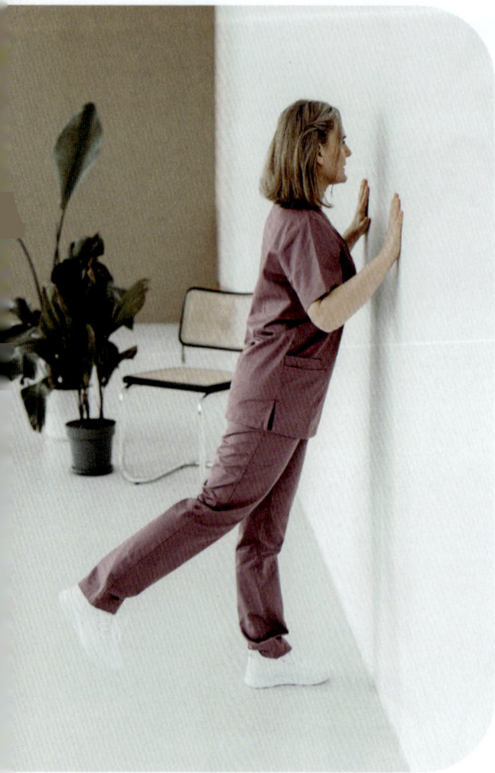

Stelle dich zu einer Wand. Deine Füße sind hüftbreit ausgerichtet, der Oberkörper ist aufgerichtet und der Blick sieht zur Wand. Dein Gesicht ist ca. 15 cm von der Wand entfernt. Positioniere nun deine Hände auf Schulterhöhe an der Wand. Verlagere das Gewicht auf das linke Bein. Atme ein und strecke dabei dein rechtes Bein rückwärts aus, bis sich der Fuß vom Boden hebt. Das Bein bleibt dabei gestreckt, Becken und Hüfte drehen sich nicht. Der Oberkörper bleibt aufgerichtet und die Augen blicken nach oben. Halte diese Position für fünf Atemzüge, indem du deine Aufmerksamkeit zur Rückenmuskulatur lenkst. Verlasse die Position, indem du bei der letzten Ausatmung das rechte Bein zurückstellst. Spüre nach und wechsle die Seite.

Affirmation: Ich bin mutig und vertrete meine Meinung.

DIE DREHUNG AUF DEM STUHL FÜR DIE KLARHEIT

Klinikalltag: Die Neuaufnahme ist da, hier noch ein Verband, dort eine Blutentnahme, die Pflegedokumentation steht auch noch aus und zwei Klingeln zeigen gleichzeitig an. Da braucht es einen klaren Kopf.

Drehhaltungen stärken und energetisieren den Körper und lösen Blockaden auf. Sanft ausgeführt sorgen sie auch für innere Stabilität, Ruhe und Klarheit und helfen dabei, dass man in turbulenten Zeiten in der eigenen Mitte bleibt.

Setze dich auf einen Stuhl und rutsche etwas nach vorne. Schlage das linke Bein locker über das rechte Bein. Bleib im Kontakt mit dem Stuhl und verteile das Gewicht gleichmäßig auf beide Sitzbeinhöcker. Bringe deine rechte Hand zur Außenkante des linken Oberschenkels. Die linke Hand wird nach hinten auf die Sitzfläche gebracht, sodass die Finger weg vom Körper zeigen. Atme ein und strecke deine Wirbelsäule. Atme aus und drehe deinen Rumpf nach links. Der Kopf dreht sanft mit und die Augen blicken weit über die linke Schulter. Mit jeder Einatmung streckt sich die Wirbelsäule etwas mehr. Versuche, mit jeder Ausatmung ohne Anstrengung noch etwas mehr zu drehen. Verlasse die Asana, indem du Kopf und Rumpf in die Ausgangsposition bringst. Löse die Position auf, indem beide Füße wieder auf dem Boden stehen. Spüre nach und wechsle dann die Seite.

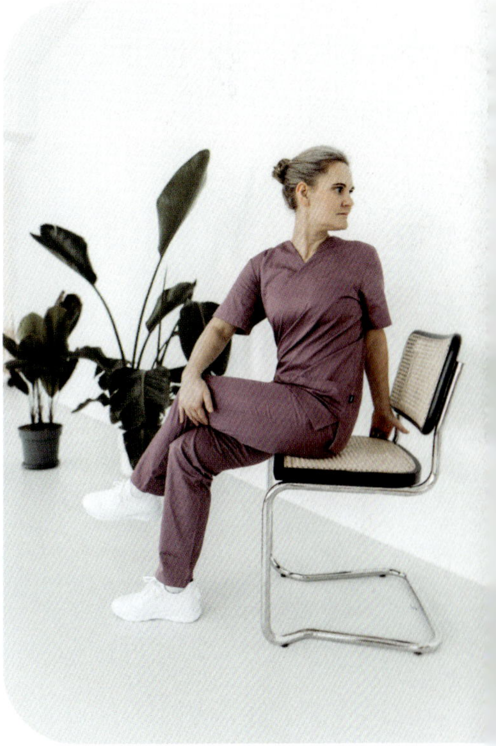

Affirmation: Ich fühle mich klar und in meiner Mitte.

DIE TÄNZERIN (NATARAJASANA) FÜR DAS GLEICHGEWICHT

Um in jedem Sturm des Lebens stabil zu bleiben, braucht es eine besondere Form des Tanzens.

Die Tänzerin ist eine anmutige und erhabene Asana. Sie ist eine Gleichgewichtsübung sowie eine Rückbeuge. Oberschenkelvorderseite, Leisten und Bauch werden gedehnt. Brustraum und Herz werden geöffnet. Beim Üben wird das Gleichgewicht geschult und es braucht geistige Konzentration.

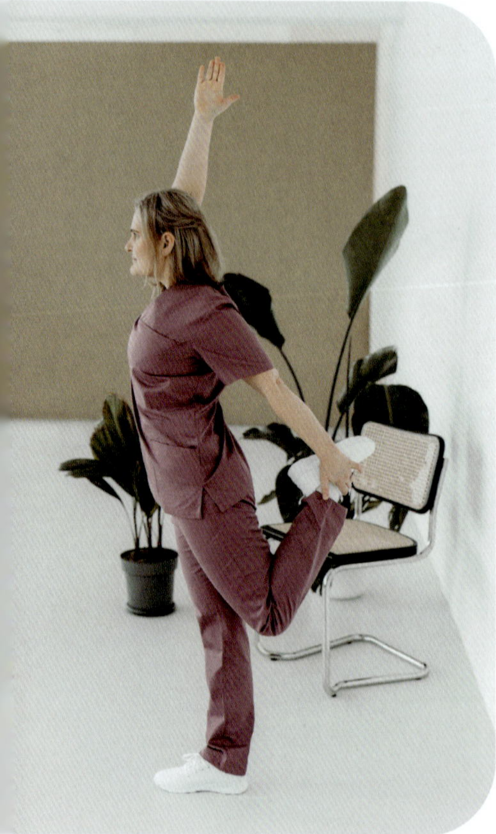

Stehe auf beiden Beinen. Atme ein und verlagere das Gewicht auf den rechten Fuß. Winkle dein linkes Bein nach hinten ab und greife mit der linken Hand zum Knöchel. Ziehe dabei die Ferse Richtung Gesäß. Das Becken bleibt gerade nach vorne ausgerichtet. Atme gleichmäßig weiter und finde dein Gleichgewicht. Atme tief ein und strecke nun deinen rechten Arm nach oben aus. Atme weiter und beginne, deinen linken Unterschenkel weiter nach hinten zu ziehen. Komme dabei in eine Rückbeuge. Die Vorderseite wird leicht aufgedehnt. Der linke Arm streckt sich und die Hand zieht das abgewinkelte Bein weiter nach oben. Für diese Rückbeuge bleibt der Oberkörper aufgerichtet und der rechte Arm zieht ebenfalls etwas weiter nach hinten. Atme weiter und verweile für 30 Sekunden in dieser Position. Verlasse die Asana langsam und übe die andere Seite. Als Gegenposition eignet sich danach eine Vorwärtsbeuge.

Affirmation: Ich bin in Balance.

DIE STEHENDE VORWÄRTSBEUGE (PADA HASTASANA) FÜR DIE GEDULD

Ein anspruchsvoller Arbeitstag benötigt volle Konzentration. Im hektischen Berufsalltag muss man oft die Aufmerksamkeit auf unzählige Dinge richten. Ungeduld und Anspannung machen sich bemerkbar, wenn Zeitstrukturen nicht eingehalten werden können und dabei innerlich Druck entsteht.

Bei der folgenden Vorwärtsbeuge werden die Muskeln der Körperrückseite von den Fersen bis zum mittleren Rücken gedehnt. Der Kopf hängt nach unten und die Durchblutung des Gehirns wird moderat verbessert. Beim Verweilen in dieser Position wird die Schwerkraft genutzt. Dehnung kann nicht erzwungen werden. Durch achtsames Üben, Atmen und Beobachten erlernen wir die Fähigkeit des geduldigen Annehmens und Loslassens. Unnötige Anspannungen werden aufgelöst.

Vorsicht: Bei Bandscheibenproblemen in der LWS bitte langsam oder nur sanft in diese Haltung gehen. Bei akuten Verletzungen bis zur Heilung warten.

Beginne im Stehen. Die Füße sind geschlossen. Strecke mit der Einatmung deine Arme über den Kopf. Atme aus und beuge dich aus den Hüften heraus nach vorne, sodass Arme und Oberkörper in einer horizontalen Linie sind. Lasse nun mit jeder Ausatmung den Rumpf tiefer sinken, bis die Hände um die Waden greifen können. Die Füße stehen stabil und das Gewicht ist gleichmäßig verteilt. Die Beine bleiben gestreckt. Die Schultern sind entspannt. Der Kopf hängt locker nach unten und der Nacken ist entspannt. Verweile in der Position und atme ruhig und lang-

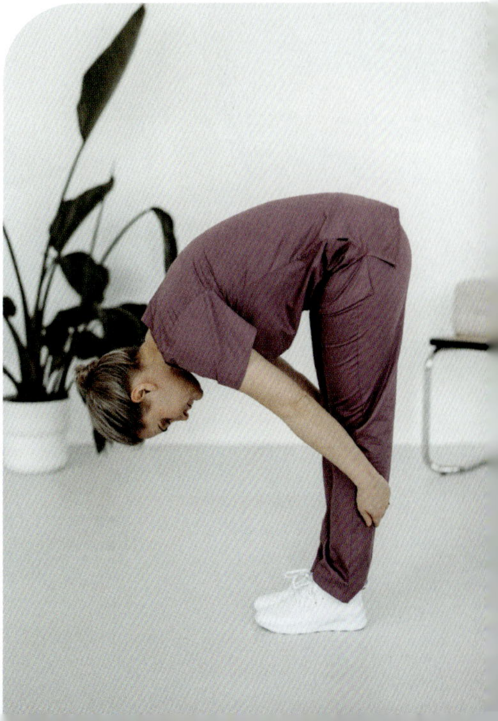

sam weiter. Lasse die Schwerkraft wirken und spüre, wie du bei jeder Ausatmung allmählich tiefer in die Asana sinkst.

Beende die Vorwärtsbeuge, indem du mit der Einatmung wieder langsam Wirbel für Wirbel nach oben aufrollst. Spüre im Stehen nach.

Affirmation: Ich bin ausgeglichen und geduldig.

DAS DREIECK (TRIKONASANA) FÜR DIE ENTSCHLUSSKRAFT

Es ist nicht möglich, an zwei Orten gleichzeitig zu sein. Du brauchst kraftvolle Beine, um zwischen Patientinnenzimmern, Untersuchungsräumlichkeiten und Stationszimmer zu wechseln. Prioritäten der Reihenfolge und Wichtigkeit werden stets gesetzt. Das Dreieck kräftigt die Körpermitte sowie die Beinmuskulatur. Die seitliche Beweglichkeit wird verbessert. Während die Muskeln aktiv die Position stabilisieren, wird weiter ruhig in den Bauch geatmet. Diese körperliche und geistige Herausforderung fördert die Konzentration und die Entschlusskraft.

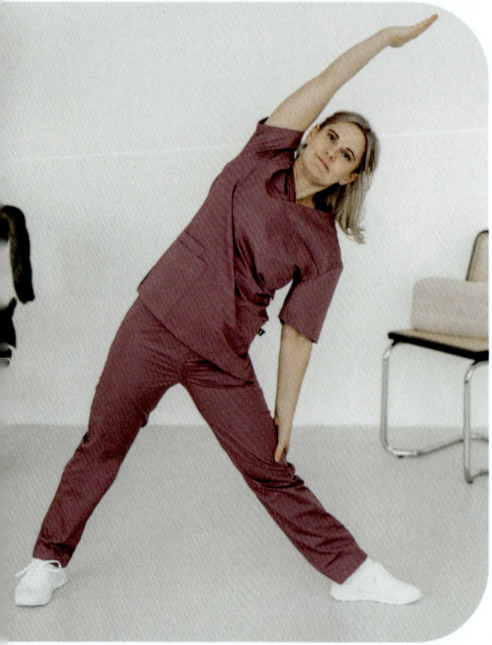

Beginne im Stehen. Die Beine sind weit auseinandergegrätscht. Drehe den linken Fuß um 90 Grad nach außen. Die linke Ferse ist auf der Höhe des rechten Fußgewölbes ausgerichtet. Atme ein und hebe den rechten gestreckten Arm nach oben. Spüre die Dehnung auf der rechten Seite. Der linke Arm liegt locker auf der Außenkante des linken Oberschenkels.

Behalte diese Dehnung der rechten Seite bei. Atme aus und beuge dich dabei nach links, ohne das Becken zu drehen. Den linken Arm kannst du dabei am Bein nach unten schieben. Dabei ist nur wenig Gewicht auf dem linken Arm, du aktivierst deine Körpermitte, um die Position zu halten. Der rechte Arm bleibt über dem rechten Ohr ausgestreckt. Der Kopf bleibt nach vorne ausgerichtet. Die Fußaußenkanten drücken zur Erdung in den Boden. Mit einer tiefen Atmung kannst du die Dehnung deiner rechten Körperseite verstärken. Entscheide dich trotz der Anstrengung, in der Position zu bleiben. Atme in deinem Rhythmus ein und wieder aus. Verweile bis zu einer Minute.

Löse die Position während der Einatmung auf, indem du dich wieder aufrichtest und mit der Ausatmung den erhobenen Arm senkst. Wiederhole auf der anderen Seite.

Affirmation: Ich stehe mit beiden Beinen fest im Leben.

DIE KRIEGERIN (VIRABHADRASANA 2) FÜR DEN MUT

Im Pflegeberuf treffen viele Menschen und verschiedene Berufsgruppen aufeinander. Es ist nicht immer einfach, die eigene Meinung auszusprechen und innovative Ideen beizutragen.

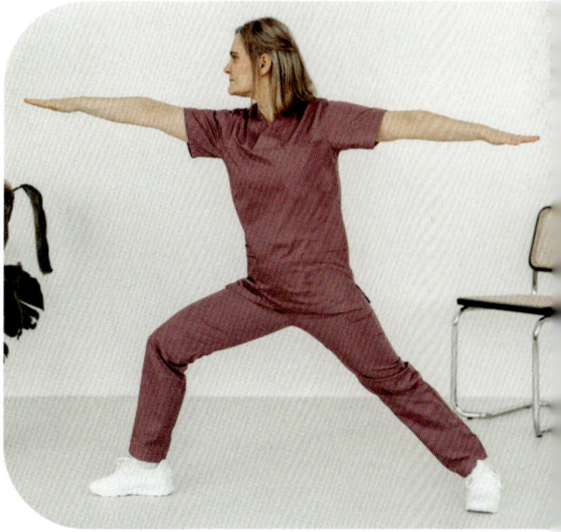

Diese kraftvolle Asana erdet, stabilisiert und schenkt neue Energie. Eine Yogakriegerin setzt sich friedvoll und mutig für eine gute Sache ein. Eine andere Bezeichnung für diese Asana ist die Heldinnenstellung.

Beginne in stehender Position. Atme ein und grätsche die Beine weit auseinander. Drehe deinen rechten Fuß um 90 Grad nach außen. Atme aus und beuge dein rechtes Bein. Das Knie ist nun direkt über dem Knöchel ausgerichtet, sodass kein spitzer Winkel entsteht. Drücke die Außenkante des linken Fußes in den Boden und aktiviere dabei das gesamte Bein. Die Körpermitte ist aktiv, das Becken etwas gekippt, sodass kein Hohlkreuz entsteht. Breite nun deine beiden Arme auf Schulterhöhe aus und blicke zielsicher über deine rechte Hand. Beide Arme sind gestreckt, die Ellenbogen bleiben locker und die Schultern ausgerichtet im Gelenk. Halte die Asana für fünf lange und tiefe Atemzüge. Gehe Schritt für Schritt aus der Position und baue die Asana danach auf der anderen Seite auf.

Affirmation: Ich weiß, was ich kann und was ich will.

PLANETENGRUSS FÜR MEHR SELBSTVERTRAUEN

Heben, bücken oder Betten schieben. Nicht immer ist es möglich, optimal rückenfreundlich zu arbeiten. Bei den pflegerischen Tätigkeiten wird die Wirbelsäule oft falsch belastet. Ein schmerzender Rücken schränkt die Lebensqualität ein. Somit ist die folgende Übung eine Wohltat für Körper und Geist.

Der Planetengruß lässt sich in jeder Kleidung durchführen und in dieser abgewandelten Version findet auch kein Bodenkontakt mit den Händen statt. Der Flow wechselt zwischen Vorwärtsbeugen, Rückbeugen, Seitbeugen und Drehungen. Die Wirbelsäule bleibt beweglich und Verspannungen lösen sich auf. Je nachdem, wie flott die Übung durchgeführt wird, erfrischt oder beruhigt diese Bewegungsabfolge. In Verbindung mit der Atmung gibt der Planetengruß ein Gefühl von Eingebundensein in ein größeres Ganzes und vermittelt dadurch Vertrauen zu dir selbst.

Für die Bewegungsabfolge kannst du dich mit einem Video anleiten lassen. Verwende dazu den QR-Code.

Affirmation: Ich bin verbunden und voller Vertrauen.

ENERGIEKICK MIT DER KLOPFMETHODE

Schichtwechsel mal anders, denn gemeinsam macht alles mehr Spaß. Wir Pflegekräfte kennen die tägliche Situation während der Patientinnenübergabe. Der „Nachtdienst" ist nach der langen Nacht erschöpft und die „Frühschicht" ist noch nicht in Schwung. Die Kaffeemaschine läuft auf Hochtouren, der eigene Körper und Geist allerdings nicht. Konzentration ist gefragt, weil wichtige Informationen weitergegeben werden müssen.

Neben klassischen Yogaasanas gibt es viele Körperübungen, die sich wohltuend auswirken. Die Methode „Thymusdrüse klopfen" wirkt belebend. Das maximal 50 g schwere Organ liegt hinter dem Brustbein und ist ein wichtiger Teil des Immunsystems. Im energetischen Sinn zählt die Thymusdrüse zum Herz-Chakra, welches im Zentrum aller anderen Chakren steht. Auch wenn die Wirkung der Übung in klinischen Studien nicht belegt wurde, lohnt es sich, sie auszuprobieren. Das Klopfen auf die Thymusdrüse wirkt belebend und setzt neue Energie frei. Meist spürt man ein angenehmes Kribbeln, ein entspanntes Gefühl stellt sich ein und man fühlt sich glücklicher.

Du kannst die Klopfübung jederzeit durchführen. Vielleicht kannst du auch Kolleginnen dazu motivieren und ihr klopft gemeinsam. Die Übergabezeit ist ideal dafür, denn diese bewusste Minute lohnt sich für alle. Das macht Freude und ihr fühlt euch belebt und fit.

Stehe zum Klopfen auf. Öffne das Fenster, sodass sich der Raum mit frischer Luft füllt. Klopfe entweder mit den Fingerspitzen oder mit einer lockeren Faust auf das Brustbein. Du kannst auch leise dazu summen, denn das verstärkt die Wirkung. Eine halbe Minute ist ausreichend. Spüre eine weitere halbe Minute nach und setze dann deine Tätigkeit belebt fort.

Affirmation: Ich bin aktiv und voller Energie.

AKTIVIERENDES WIPPEN

Von Zeit zu Zeit ist man müde, träge oder fühlt sich aufgrund kleiner Unstimmigkeiten schlecht gelaunt. Die folgende Übung bringt Körper und Geist wieder in Schwung. Den Geist lenkt man geschickt ab, indem man zählt. Die vorherigen Gedanken lösen sich damit wieder auf.

Stelle dich gerade hin. Beginne nun, beide Fersen zu heben und zu senken, sodass die Fersen ständig etwas in der Luft sind. Das kannst du sehr schnell machen. Dabei kommt der ganze Körper schwungvoll ins Wippen. Zähle aufmerksam mit und wippe 164-mal. Die Wadenmuskeln sind aktiv, die Rückenmuskulatur lockert sich und Arme und Schultern schwingen im Rhythmus mit. Wenn es möglich ist, kannst du auch Gute-Laune-Musik abspielen – dann macht die Übung noch mehr Spaß. Vielleicht möchte auch eine Kollegin im Takt mitwippen. Spüre kurz nach und freue dich über deinen lebendigen Körper.

Affirmation: Ich bin glücklich und frei.

LACHYOGA

Die alte Volksweisheit „Lachen ist die beste Medizin“ kann mittlerweile bestätigt werden. Bei einem herzhaften Lachen werden im Körper ca. 300 Muskeln aktiviert, 17 davon allein im Gesicht. Das Zwerchfell wird angespannt und die Lungenflügel dehnen sich aus. Mehr Sauerstoff kann aufgenommen werden. Das Herz schlägt schneller, dadurch wird mehr sauerstoffreiches Blut in die Gefäße gepumpt. Im limbischen System im Gehirn werden Endorphine produziert, diese gelangen in die Blutbahn. Zeitgleich wird die Ausschüttung des Stresshormons Adrenalin unterdrückt. Diese Veränderung im Hormonhaushalt stärkt das Immunsystem. Man nimmt Wohlbefinden wahr und die Stimmung steigt.

Diese Reaktionen können wir auch bewusst auslösen, um Stress abzubauen. Unser Gehirn holt sich ständig Informationen vom Körper. Sind die Lachmuskeln aktiv, reagiert es damit, dass Glückhormone ausgeschüttet werden.

Aktiviere deshalb deine Gesichtsmuskeln und ziehe bewusst deine Mundwinkel nach oben. Beginne am besten gleich in der Früh im Bett damit und lächle dich selbst oder die Person neben dir an. Baue immer wieder „Bitte-lächeln-Momente" in deinen Alltag ein und spüre, wie sich das anfühlt. Bereits in der U-Bahn kannst du gute Laune verbreiten, indem du die anderen Fahrgäste mit nach oben gezogenen Mundwinkeln begrüßt. Verbreite gute Stimmung, indem du durch das Pflegeheim gehst und Kolleginnen und Bewohnerinnen anlächelst. Fast alle werden zurücklächeln, selbst bei einem anstrengenden Arbeitstag. Dieser kurze zwischenmenschliche Kontakt tut dir selbst gut, aber auch deinen Mitmenschen. Falls dir diese Übung schwerfällt, nimm einen Stift und klemme ihn dir zwischen die Zähne. Spätesten dann werden die Lachmuskeln im Gesicht aktiviert und dein Gehirn bekommt die Information: Alles ist gut.

Affirmation: Ich lächle und bin wundervoll.

5.2 DURCHATMEN

VERLÄNGERTE AUSATMUNG ZUM AUSGLEICH

Es gibt im Berufsalltag zahlreiche Zwischenfälle, bei denen einem der Atem plötzlich stockt. Die Patientin ist nicht auffindbar, die Kollegin meldet sich krank oder man wird von einem unangebrachten Kommentar plötzlich getriggert. Vielleicht gibt es auch sehr viel zu tun und ein innerer Druck baut sich auf. Unruhe, Hitzegefühle, Schweißausbrüche oder auch ein verändertes Atemmuster sind Stresssymptome. Mit bewusster Atmung haben wir immer die Möglichkeit, uns selbst wieder wahrzunehmen und unangenehme Körperreaktionen zu mildern. Es empfiehlt sich, die Übungen regelmäßig zu wiederholen, sodass sie selbst in sehr fordernden Zeiten in die Praxis umgesetzt werden können.

Der Arbeitstag ist eng getaktet. Kurze, stille Momente lassen sich allerdings immer integrieren. Die Gedanken werden ruhiger, wenn die Aufmerksamkeit zur Atmung gelenkt wird. Ob im Stationszimmer, vor dem Betreten eines Raumes oder zwischen zwei Tätigkeiten. Im ambulanten Setting kann die Übung problemlos noch im parkenden Auto nach dem Hausbesuch durchgeführt werden.

Eine verlängerte Ausatmung unterstützt dich dabei, schneller aus Stressreaktionen zu entkommen. Der Parasympathikus wird dabei aktiviert. Ebenso wird beim regelmäßigen Üben die Konzentration gestärkt.

Du kannst die Übung überall im Stehen oder Sitzen durchführen. Selbst nur eine Minute in Verbindung mit deiner Atmung wird dir mehr Ruhe schenken. Beginne durch die Nase einzuatmen und spüre dabei, wie sich dein Bauch nach vorne wölbt und dehnt. Atme wieder kontrolliert durch die Nase aus und spüre, wie dein Bauch sich locker zurückzieht. Beginne nun für einige Atemzüge gedanklich mitzuzählen. Atme ein und zähle dabei 1 – 2 – 3. Atme aus und zähle dabei 1 – 2 – 3 – 4 – 5 – 6. Atme und spüre. Wenn dieser Rhythmus am Anfang noch zu viel ist, kannst du ihn auch individuell anpassen. Führe die Übung so lange durch, wie es für dich in diesem Moment möglich und stimmig ist.

Die Konzentration auf die Atmung hilft auch bei Schlafstörungen. Falls du während einer Schlafphase wach wirst, die Gedanken kreisen und du nicht mehr einschlafen kannst, sind Atemübungen sehr hilfreich. Du kannst beim Liegen im Bett auch deine Hände auf den Bauch legen und dabei deine Atembewegungen spüren. Komm mit jedem Atemzug wieder bei dir selbst an.

Gedanken zum Atemfluss:

- Ich atme ein. Ich atme aus.
  Ich bin in meinem Atemfluss.
- Mit jeder Einatmung nehme ich Sauerstoff auf.
  Mit jeder Ausatmung gebe ich Kohlendioxid ab.
- Einatmend spüre ich eine angenehme Dehnung.
  Ausatmend spüre ich die Weichheit des Bauches.
- Mit jeder Einatmung genieße ich das Einatmen.
  Mit jeder Ausatmung genieße ich das Ausatmen.
- Einatmend bin ich mir meiner Einatmung ganz bewusst.
  Ausatmend bin ich mir meiner Ausatmung ganz bewusst.
- Einatmend nehme ich Lebenskraft und heilsame Energie auf.
  Ausatmend gebe ich jede Anspannung, den Schmerz,
  die Angst und die Traurigkeit wieder ab.
- Mit jeder Einatmung nehme ich Licht auf.
  Mit jeder Ausatmung gebe ich Dunkelheit ab.
- Ich atme ein. Ich atme aus.
  Ich lebe und bin verbunden.

DIE WECHSELATMUNG (ANULOMA VILOMA) ZUR HARMONISIERUNG

Ganzheitlich zu pflegen bedeutet, dass man viele Fähigkeiten einsetzt. Für gewisse Tätigkeiten muss man gut planen und logisch handeln. Kreativität ist gefragt, wenn es um den Umgang mit den verschiedenen Charakteren der Heimbewohnerinnen oder Patientinnen geht. Das ganze Gehirn ist gefragt. Die linke Seite des Gehirns ist zuständig für das logische Denken und die rechte Seite für die Kreativität. Es besteht die Annahme, dass zwischen dem Luftstrom in den Nasenlöchern und den Gehirnhälften ein Zusammenhang besteht. Ist das rechte Nasenloch offener, ist die linke Gehirnhälfte aktiver und andersrum. Das ist auch ein Grund, warum es Atemübungen gibt, bei denen abwechselnd durch die Nasenlöcher geatmet wird. Regelmäßiges Üben hilft, dass der Atemweg durch die Nase geöffnet wird und die natürliche Nasenatmung leichter fällt. Die Wechselatmung wirkt an sich harmonisierend und hilft besonders gut gegen Nervosität und bei Schlafstörungen. Die verlängerte Ausatmung baut Anspannungen ab und die tiefe Einatmung stimuliert den Solarplexus und sorgt dafür, dass die Energie ungehindert durch den Körper fließen kann. Das Atemanhalten sorgt kurzzeitig für einen Sauerstoffabfall im Blut. Diese Rückmeldung aktiviert verschiedene Vorgänge im Körper und verursacht, einfach umschrieben, eine Verjüngungskur für die Zellen. Nach dem Üben fühlt man sich innerlich ruhig und zugleich voller Energie. Das sind viele Argumente, um diese Atemübungen regelmäßig zu machen.

Mit etwas Übung kann man die Wechselatmung gut in der Pause praktizieren und profitiert von ihren positiven Eigenschaften. Die Übung ist auch ideal als Feierabendritual oder bei Schlafproblemen kurz vor dem Zubettgehen.

Traditionell übt man mit Mudras. Das sind Gesten, die Energien lenken können. Die verschiedenen Handpositionen helfen, die Konzentration besser zu halten.

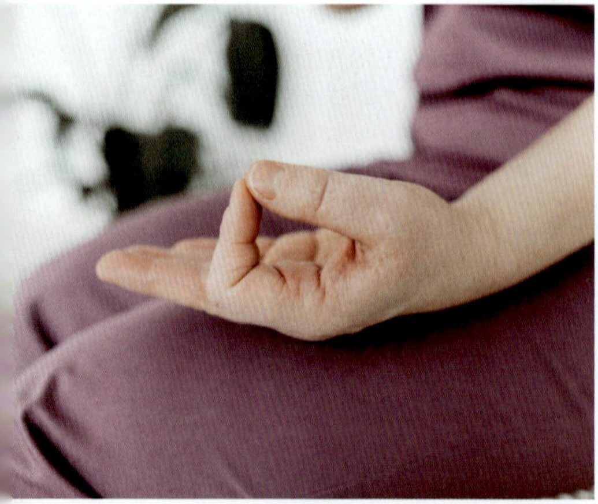

Chin Mudra

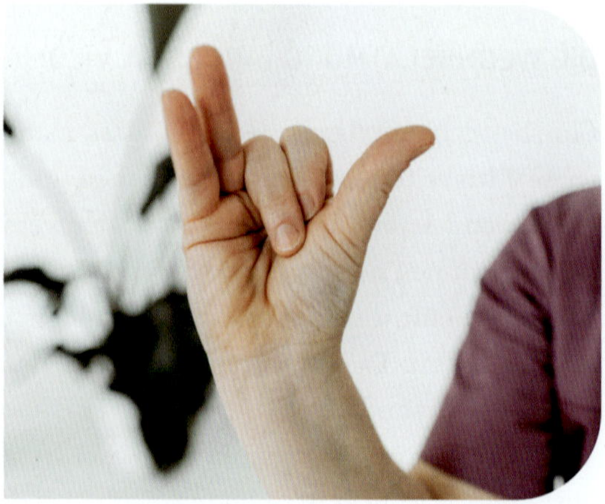

Vishnu Mudra

Begib dich in einen aufrechten Sitz. Du kannst auf einem Stuhl üben oder auch mit gekreuzten Beinen auf einer Matte. Die linke Hand liegt auf dem linken Oberschenkel. Für das Chin Mudra berühren sich Daumen und Zeigefinger und die restlichen Finger werden weggestreckt. Die Handfläche zeigt nach oben. Für das Vishnu Mudra klappst du Zeige- und Mittelfinger deiner rechten Hand ein. Den Daumen, den kleinen Finger und den Ringfinger streckst du aus. Bringe die rechte Hand zur Nase. Die Daumenspitze liegt oberhalb des rechten Nasenflügels. Der kleine Finger und Ringfinger sind oberhalb des linken Nasenflügels platziert. Durch diese Position können im Wechsel die linke und rechte Seite der Nase geöffnet und wieder geschlossen werden.

Atme tief ein und aus, schließe das rechte Nasenloch und atme durch das linke Nasenloch vier Sekunden lang ein. Schließe nun beide Nasenlöcher und halte den Atem für acht Sekunden an. Die Haltung bleibt entspannt und die Aufmerksamkeit ist zwischen die Augenbrauen gerichtet. Öffne das rechte Nasenloch und atme aus. Zähle acht Sekunden. Übe weiter, indem du durch das rechte Nasenloch einatmest. Der Rhythmus bleibt. Einatmen bis vier, anhalten bis acht, ausatmen bis acht. Das Üben soll sich angenehm anfühlen. Der Oberkörper ist aufgerichtet, die Schultern bleiben stets locker, der rechte Ellbogen hängt entspannt nach unten. Wenn es zu Beginn noch zu anstrengend ist, kann der Atemrhythmus beliebig angepasst werden. Du kannst anfangs auch nur durch ein Nasenloch ein- und durch das andere wieder ausatmen.

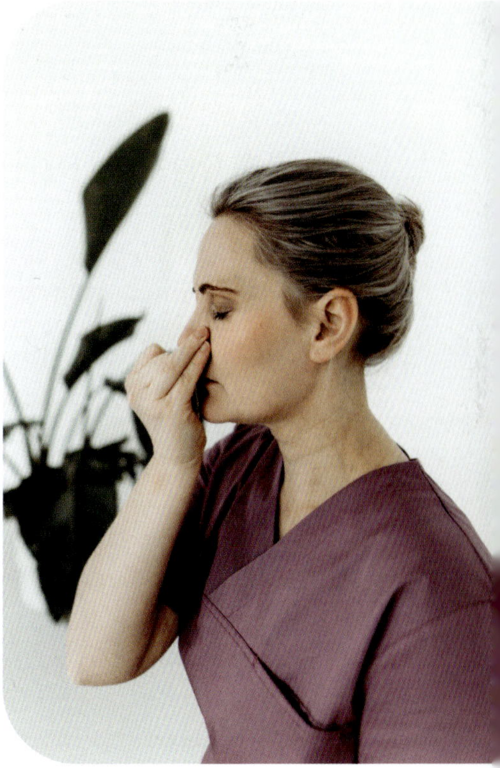

Steigerungsvorschläge.

- Einatmen vier – Ausatmen acht
- Einatmen vier – Anhalten acht – Ausatmen acht
- Einatmen vier – Anhalten sechzehn – Ausatmen acht
- Einatmen fünf – Anhalten zwanzig – Ausatmen zehn (Fortgeschrittene)

Übe jeweils mehrere Runden und beende mit einer Ausatmung durch das linke Nasenloch. Senke dei ne rechte Hand und spüre im Sitzen nach. Beobachte für einige Atemzüge den regulären Atemrhythmus. Wenn du das Entspannungsgefühl verstärken möchtest, kannst du dich für einige Minuten auf dem Rücken liegend entspannen.

5.3 RUHE UND GELASSENHEIT

Zeit für ruhige Momente

Im Arbeitsalltag erleben wir vieles, das uns persönlich nicht ganz passt, das das Zeitmanagement durcheinanderbringt oder das akutes Handeln erfordert. Es gibt täglich viele verschiedene Gegebenheiten, die uns stressen. Realistisch betrachtet stellen allerdings all diese Stressoren keine Gefahr für unser Leben dar.

Das Gehirn sieht das allerdings anders und reagiert innerhalb kürzester Zeit. Das limbische System erkennt eine Gefahr und der Hypothalamus als „Chef des Sympathikus“ gibt Befehle an den Körper weiter, sodass Stresshormone ausgeschüttet werden. Manchmal spüren wir sogar, wie uns das Adrenalin in schwierigen Situationen oder auch bei Wut einschießt. Das Herz schlägt plötzlich schneller, das Atemmuster verändert sich oder es entsteht ein Gefühl von Druck im Körper.

Zum Glück lösen wir aufgrund der Evolution Konflikte oder Herausforderungen nicht mehr gewaltsam. Wir kämpfen nicht mit der Stationsleiterin, wenn wir den Dienstplan betrachten und feststellen, dass sämtliche freie Wochenenden wieder in Gefahr sind. Wenn mehrere Neuaufnahmen gleichzeitig angekündigt werden, versuchen wir uns entsprechend zu organisieren. Ebenso bleiben wir auch freundlich und professionell, wenn überforderte Patientinnen oder Angehörige laut werden und uns beschimpfen. Dieses kontrollierte Verhalten hat allerdings den Nachteil, dass der Stress nicht abgebaut wird. Die freigesetzte Energie „steckt im Körper fest". Der Sympathikus bleibt überwiegend aktiv.

Viele Übungen unterstützen, dass im Körper wieder ein Ausgleich zwischen Sympathikus und Parasympathikus stattfindet. Stresshormone müssen sich wieder abbauen. Somit bekommen wir wieder mehr Balance in den Körper. Gönne dir in deinem Arbeitsalltag immer wieder stille, ruhige Momente. Entscheide dich dafür, dass du kurze Pausen für Wohltuendes nutzt.

BLITZENTSPANNUNG

Wenn für längere Entspannungsphasen die Zeit fehlt, gibt es trotzdem kleine Übungen, die Anspannungen lösen. Diese Methode ist leicht zu erlernen und hilft, die Stressreaktionen zu mindern.

Setze dich dafür auf einen Stuhl. Stell dir vor, du wärst eine Marionette. Deine Körperteile sind an Fäden angebracht. Der Scheitel zieht hoch Richtung Zimmerdecke und die Wirbelsäule streckt sich dabei. Die Arme und Beine heben sich. Sende Energie in die Arme und Beine und spanne sie so kräftig an, wie es möglich ist. Halte die Pose. Stelle dir nun eine Schere vor – alle Fäden werden gleichzeitig durchgeschnitten. Plötzlich sinkt der Körper in sich zusammen, der Kopf senkt sich, Arme und Beine fallen nach unten. Alle Muskelgruppen entspannen sich. Bleibe für drei tiefe Atemzüge in dieser lockeren Position.

ABSCHÜTTELN BEI ÜBERSPANNUNG

Wenn man merkt, dass plötzlich ein Stressgefühl aufsteigt und der Verstand „Bleib ruhig" sagt, kann diese Übung helfen, um wieder zu mehr körperlicher Ruhe zu finden.

Verlasse die stressauslösende Situation. Stehe aufrecht und atme tief durch. Spüre deinen Körper. Es ist okay, jede Emotion bewusst zu erleben. Verdränge nichts und halte es dadurch auch nicht fest. Baue deine körperliche Anspannung ab, indem du damit beginnst, deinen Körper zu bewegen. Schüttle deine Arme so kraftvoll, wie es möglich ist. Wechsle von einem Bein auf das andere und rüttle das freie Bein in der Luft. Wackle schnell mit dem Becken nach vorne, nach hinten und zu den Seiten. Bewege deinen Unterkiefer hin und her. Schüttle jede Anspannung ab.

Beende die Übung abrupt, lasse wieder locker und spüre im Stehen nach. Der Körper ist lebendig und du kannst diese freigesetzte Energie spüren. Atme nun langsam ein und aus und beobachte. Im Körper wird es wieder ruhiger, der „Kampf" ist vorbei und der Parasympathikus gewinnt erneut die Oberhand. Du fühlst dich innerlich ruhig und doch so stark. Nun kannst du den Tag kraftvoll fortsetzen, frei nach dem Motto: „In der Ruhe liegt die Kraft."

Affirmation: Ich lasse los.

PAUSIEREN

Regelmäßige Pausen sind notwendig, um die körperliche und mentale Gesundheit zu erhalten. Ignoriert man dieses Bedürfnis, ermüdet man und die Leistungsfähigkeit sinkt. Trotz hohen Arbeitsaufwandes gibt es immer wieder Lücken, die als Kurzpause genutzt werden können. Diese kleinen Pausen haben einen großen Effekt. Ein kurzer Plausch mit der Kollegin über das freie Wochenende lockert gedanklich auf und wirkt sich positiv auf die Teambildung aus.

Sich zu strecken oder eine kleine Yogaübung durchzuführen, schafft einen Ausgleich für oft einseitige Bewegungen. Eine Verschnaufpause mit einer bewussten und tiefen Atmung bringt dich zurück zum aktuellen Moment. Aus diesem Grund findest du in diesem Praxisbuch viele Vorschläge, die du immer wieder durchführen kannst. Regelmäßige Pausen reduzieren nachhaltig den Stress. Ist der Kopf wieder klar, wird die Fehlerquote reduziert.

Ebenso gibt es gesetzliche Pausenregelungen. Ab sechs Stunden Arbeitszeit müssen Beschäftigte für 30 Minuten eine Auszeit nehmen. Jede Pflegekraft hat ein Anrecht darauf, dass sie sich von der Station abmeldet und in dieser Zeit die Verantwortung für die Patientinnen abgibt. Eine gute Absprache im Team ermöglicht das.

Ein guter Ausgleich zur Arbeitstätigkeit findet statt, wenn du dich in dieser Zeit mit etwas komplett anderem beschäftigst. Allgemein wird empfohlen, dass Schreibtischarbeiterinnen die Pause in Bewegung verbringen sollten. Wer viel herumlaufen muss, soll im Gegenzug gerne die Beine hochlegen.

Jede Person hat ein anderes Bedürfnis. Finde für dich deine Strategie, sodass du dich in deiner Pause erholst. Hier findest du verschiedene Anregungen.

- Vermeide zusätzliche Stressoren. Das Smartphone bleibt deshalb in der Pause aus. Social-Media-Kanäle strotzen regelrecht vor Selbstdarstellerinnen. Der Vergleich mit diesen scheinbar perfekten Lebensstilen fördert ein Gefühl von Minderwertigkeit. Du bist wundervoll, so wie du bist!
- Führe angenehme Gespräche mit Kolleginnen. Teambildung stärkt das Gefühl von Gemeinschaft. In der Pause sollten keine Informationen über Patientinnen ausgetauscht werden.
- Bringe Schwung in die Pause. Ein kleiner Spaziergang an der frischen Luft sorgt für Abwechslung und baut Stress ab.
- Komme wieder bei dir selbst an. Übe eine Yogaasana und konzentriere dich ganz auf deine Körperwahrnehmung.

- Stärke deinen Körper, indem du in Ruhe isst und trinkst.
- Spüre genau, was du zur Erholung brauchst. Vielleicht erfüllt sich dein Bedürfnis nach Entspannung, wenn du deine Pause für einen kurzen Mittagsschlaf nutzt.
- Fülle dich mit etwas Wohltuendem an. Höre deine Lieblingsmusik oder ziehe dich zurück, indem du eine kleine Meditation durchführst.

DER PERSÖNLICHE ENTSPANNUNGSORT

Die Kraft der inneren Bilder kann vielseitig eingesetzt werden. Angeleitete Fantasiereisen sind eine schöne Möglichkeit, um Distanz zum stressigen Berufsalltag zu schaffen. Malt man sich innerlich schöne Bilder von einer harmonischen Naturlandschaft aus, entsteht ein Gefühl von Ruhe und Entspannung. Das Gehirn stuft die Situation als ungefährlich ein und eine sympathische Reaktion ist unnötig.

Mit der folgenden Audioanleitung unternimmst du eine Reise zu einem Entspannungsort. Du kannst deine Pause dazu nutzen, um auf diese Art und Weise zu regenerieren. Dabei entsteht in deiner Vorstellung dein perfekter Entspannungsort. Du kannst ihn dir so gestalten, wie es für dich stimmig ist. Wenn du dieser Anleitung öfter folgst, wird sich dieses Bild innerlich festigen. Eine neue Verknüpfung entsteht: Das innere Bild des Entspannungsortes bedeutet „Ich bin ruhig und entspannt“. Dann kannst du dieses innere Bild auch in hektischen Momenten nutzen. Gehe aus der Situation. Atme tief durch und denke an das Bild von deinem Entspannungsort. Diese Vorgehensweise mildert Stressreaktionen.

Gehe für die angeleitete Fantasiereise an einen ruhigen Ort wie den Pausenraum. Setze oder lege dich hin und aktiviere den QR-Code für die Audioanleitung. Wenn du möchtest, kannst du die Meditation auch gemeinsam mit deinen Kolleginnen durchführen oder ihr könnt sie euch gegenseitig vorlesen.

Nimm eine wohlige Position ein, in der du dich entspannen kannst. Stimme dich auf eine Zeit des Friedens und der Ruhe ein – eine Zeit nur für dich, in der du ganz mit dir in Verbindung sein kannst.

Blicke mit deinen Augen noch einmal durch den Raum. Nun ist es Zeit, die Sinne zurückzuziehen. Schließe deine Augen für das innere Sehen. Atme langsam ein und wieder aus. Entferne dich mehr und mehr von der äußeren Welt und konzentriere dich nur auf dein Inneres. Atme tief ein und atme wieder aus. Lass die Außenwelt immer mehr los und richte deine Aufmerksamkeit nach innen.

Atme ein und atme wieder aus. Beobachte dabei deinen Bauch, der sich mit jeder Einatmung sanft hebt und mit jeder Ausatmung wieder senkt. Atme ein und atme aus. Beobachte weiter deine Atemzüge. Einatmung – Ausatmung. Verändere nichts, beobachte nur. Du brauchst nichts tun. Der Atem fließt ganz natürlich und von allein. Einatmung – Ausatmung. Bemerke, dass du mit jedem Atemzug tiefer und tiefer in dein Inneres eintauchst. Schritt für Schritt sinkst du immer tiefer in dich hinein und mit jedem Atemzug wirst du immer ruhiger und ruhiger.

Ganz bewusst nimmst du deinen Körper wahr und spürst eine wohlige Schwere, die deinen Körper erfüllt.

Dein Atem fließt weiterhin ruhig. Mit jedem Atemzug sinkst du tiefer in dich hinein – immer tiefer und tiefer – wie eine leichte Feder, die langsam in einer großen Kathedrale zu Boden sinkt. In deiner Vorstellung erscheint das Bild einer Feder, die in einer großen Kathedrale von der hohen Decke langsam immer weiter zu Boden hinabsinkt. Stück für Stück. Atemzug für Atemzug tauchst du tiefer in dich hinein.

Deine Atmung fließt leicht und mit jedem Atemzug fühlst du dich ruhiger und ruhiger.

Ein wohltuendes Gefühl fließt durch deinen Körper. Und je tiefer du in dich hineinsinkst, umso klarer wird in dir ein Licht sichtbar. Wie eine strahlende Lichtquelle, der du dich näherst. Und je tiefer du in dich hineinsinkst, desto heller wird dieses Licht. Es ist dein eigenes Licht, in dem du nun vollkommen ankommst.

Angekommen in deinem Licht eröffnet sich darin eine weite Welt. Voll Vertrauen gehst du hinein in diese weite Welt und du erkennst darin einen wundervollen Garten. Schritt für Schritt betrittst du diesen Garten. Du spürst das Gras unter deinen Füßen, riechst den Duft von herrlichen Blumen, hörst das Zwitschern von Vögeln und nimmst Sonnenwärme auf deiner Haut wahr. Dein Gaumen freut sich auf all die Früchte, die bunt an diesem wundervollen Ort wachsen. Du kannst diesen Garten innerlich mit allen Sinnen wahrnehmen.

Und so näherst du dich deinem persönlichen Entspannungsort. Vielleicht ist dein persönlicher Entspannungsort mitten in diesem Garten – in deinem ganz eigenen Garten, umgeben von farbenprächtigen Blumen und köstlichen Früchten. Es ist dein Entspannungsort und du kannst ihn so gestalten, wie du möchtest. Vielleicht ist dein persönlicher Entspannungsort in der Nähe eines großen Baumes, unter einer kräftigen, saftigen Linde, die dir wohligen Schatten spendet. Vielleicht liegst du auf einer weichen Picknickdecke oder auf einem bequemen Schaukelstuhl. Vielleicht besucht dich auch ein Tier an diesem magischen Ort. Du findest hier alles, was dir jetzt guttut.

Es ist der perfekte Ort für dich und du weißt, dass du dich hier innerhalb von kürzester Zeit tief entspannen und erholen kannst. Du weißt, immer wenn du diesen Entspannungsort besuchst, fühlst du dich ruhig, friedlich und vollkommen entspannt.

Du genießt deinen Entspannungsort – deinen persönlichen Garten. Vielleicht siehst du von hier aus Täler, Flüsse, Berge oder Seen. Dieser Ort, dein Garten, beruhigt dich. Du wirst mit jedem Atemzug ruhiger.

Sollten noch störende Gedanken kommen, gib sie gedanklich in Seifenblasen hinein und lasse sie nach oben aufsteigen. Beobachte, wie sie sich entfernen und in der Weite des blauen Himmels zur Gänze auflösen. Du kannst jeden Gedanken auf diese Weise weiterziehen lassen. Alle Seifenblasen schweben davon und du siehst den klaren blauen Himmel über dir. Alles um dich herum wird still und friedlich. Du kannst alles hinter dir lassen und deinen Ort der Ruhe genießen. Es ist ein Ort der inneren Stille, des Friedens, der Heilung. Jedes Mal, wenn du diesen Ort besuchst, regeneriert sich dein Körper und du fühlst dich von Mal zu Mal immer mehr ganz und heil. Genieße nun dieses erfüllende Gefühl an deinem persönlichen Ort der Entspannung.

Nun wird es Zeit, deinen Entspannungsort wieder zu verlassen. Du bist dankbar für diesen wundervollen Garten, der nur dir gehört. Du weißt, dass du diesen Ort jederzeit wieder besuchen kannst.

Lass nun los und kehre wieder ins Hier und Jetzt zurück. Atme dabei tief ein und tief aus. Spüre deinen ganzen Körper. Bewege deine Finger, bewege deine Zehen. Dehne dich, strecke dich, räkle dich und öffne allmählich wieder deine Augen. Du fühlst dich frisch und klar.

5.4 GENUSSVOLL NÄHREN

5.4.1 Wohlgefühl im Bauch trotz Schichtdienst

In den meisten Pflegebereichen ist Schichtarbeit kaum zu vermeiden. Körper und Geist müssen sich auf einen abweichenden Tagesrhythmus einstellen. Für die Nahrungsaufnahme bedeutet das, dass gewohnte Mahlzeitenrhythmen nicht regelmäßig eingehalten werden können. Besonders im Nachtdienst kommt das System von Frühstück, Mittagessen und Abendessen durcheinander.

Schichtarbeit begünstigt, dass sich ein ungesundes Essverhalten etabliert und somit zur Gewohnheit wird. Einige Pflegepersonen essen zu schnell, im Gehen oder Stehen und nehmen ungesunde Produkte zu sich. Essenzeiten werden übersehen und bringen dann akut ein unangenehmes Hungergefühl mit sich. Dieses wird hastig mit einem zuckerhaltigen Snack gestillt. Müdigkeit wird mit übermäßigem Koffeinkonsum kompensiert. Oft entfallen die üblichen Mahlzeiten und werden durch eine einmalige große Portion ersetzt.Das alles belastet den Verdauungstrakt. Blähungen, Sodbrennen, Übelkeit oder Gewichtsprobleme können folgen.

Folgende Tipps können dir weiterhelfen:

- Reflektieren: Betrachte dein eigenes Essverhalten. Du kannst durch kleine Veränderungen zu mehr Wohlbefinden kommen.
- Spüren: Lerne deinen Körper immer besser kennen. Du weißt mit der Zeit am besten, wann der Tiefpunkt deiner Leistungsfähigkeit erreicht ist. Unterstütze deinen Körper, indem du bereits einen gesunden Snack zu dir nimmst, bevor der Blutzuckerspiegel sinkt.
- Regelmäßig essen: Essenszeiten vermitteln dem Körper einen zuverlässigen Rhythmus. Trotz Schichtdienst solltest du einen möglichst gleichmäßigen Mahlzeitenrhythmus beibehalten.
- Passende Lebensmittel im Nachtdienst wählen: In der Nacht werden weniger Verdauungssäfte produziert. Nutze die Mitternachtspause und stärke dich mit einer fettarmen, leicht verdaulichen Kost.
- Ausreichend Nährstoffe aufnehmen: Dein Körper und Geist werden sich freuen, wenn du dich mit der Zeit immer gesünder ernährst. Einige Anregungen dazu findest du auch bei den Vorschlägen zu einer yogischen Kost im Kapitel „Energielieferant Nahrung“.

- Koffein reduzieren: Entscheide, ob und wie viel Kaffee oder Schwarztee dir wirklich Stärkung bringt. Spätestens vier Stunden vor dem Schlafen solltest du auf Koffein verzichten, damit die Schlafqualität nicht negativ beeinflusst wird.
- Ausreichend trinken: Wasser wird praktisch überall im Körper für den Stoffwechsel benötigt. Zu wenig davon steigert Müdigkeit und mindert die Konzentration. Stelle dir ausreichend ungesüßte Getränke bereit.

5.4.2 Stärkende Snacks für zwischendurch

Geht der Treibstoff „Nahrung“ aus, macht sich das durch Müdigkeit und Erschöpfung bemerkbar. Sinkt der Blutzuckerspiegel zu sehr, weil Mahlzeiten ausgelassen werden, fördert das Heißhungerattacken. Zügellos werden in dieser Phase zu viele Kalorien aufgenommen, was sich negativ auf das Gewichtsmanagement auswirkt. Es ist wichtig, zu essen, bevor der große Hunger kommt. Muskeln und Gehirn werden dann rechtzeitig ausreichend versorgt.

Hier ein paar Vorschläge für einen gesunden Energiekick für zwischendurch:

- Frisches Obst: Damit machst du nie etwas falsch. Obst hat eine ideale Energie- und Nährstoffdichte. Es ist einfach zum Mitnehmen und es ist für jeden Geschmack etwas dabei.
- Frisches Gemüse: Zu Hause vorbereitet und klein geschnitten, ist es perfekt zum Dippen. Frischkäse oder Topfen eignen sich dazu gut. Der knackige Snack eignet sich besonders im Sommer zum Abkühlen von innen.
- Trockenobst: Getrocknete Datteln, Aprikosen und Co. eignen sich in kleinen Mengen als Ersatzsüßigkeit und bieten zusätzlich reichlich Nährstoffe. Der fruchteigene Zucker liefert Energie, geht aber langsamer ins Blut als raffinierter Zucker.
- Nüsse: Sie schmecken immer und versorgen dich mit zahlreichen Nährstoffen, hochwertigen Proteinen und gesunden Fetten.

- Warme Getränke: Auch Getränke zählen zu Snacks. Wärme dir eine Tasse Milch oder einen Pflanzen-Drink auf. Goldene Milch machst du, wenn du Milch mit einem Teelöffel Kurkuma anrührst und bei Bedarf mit etwas Ahornsirup süßt. Der enthaltende Wirkstoff Curcumin lindert unter anderem leichte Magen-Darm-Beschwerden wie Blähungen und Völlegefühl. Ebenso wirkt Curcumin unterstützend bei Entzündungen im Körper.
- Ingwer: Es muss nicht immer Koffein sein. Ein sehr kleines Stück frischen, geschälten Ingwer kauen – und der Energiekick kommt sofort. Zeitgleich wärmt die ayurvedische Wunderknolle, lindert Übelkeit und wirkt entzündungshemmend.

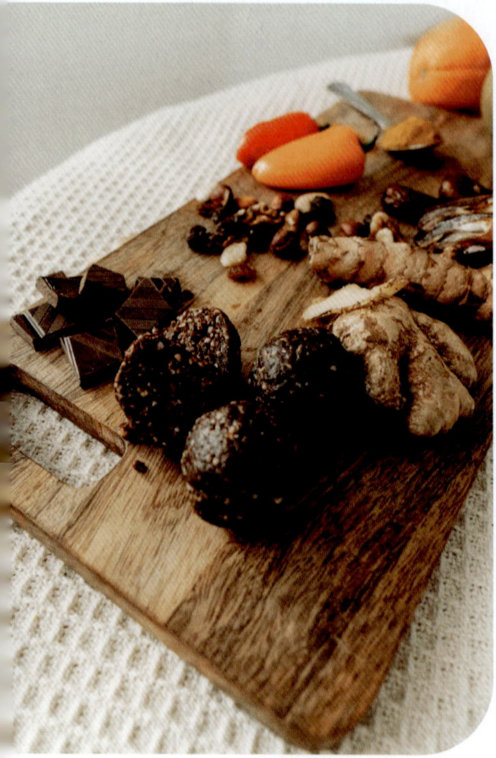

- Dunkle Schokolade: Kleine Mengen Schokolade mit einem Kakaoanteil von mindestens 75 % sind gesund. Die Inhaltsstoffe der Kakaobohne haben einen positiven Effekt auf das Herz-Kreislauf-System und zählen zu den Antioxidantien. Einfach auf der Zunge schmelzen lassen, genießen und die Seele damit verwöhnen.
- Energieballs: Das Beste aus allem und einfach herzustellen. 150 g Datteln, 100 g Nüsse, 2 Esslöffel Kakao und eine Prise Salz in eine Küchenmaschine geben, kleinhacken und aus der Masse kleine Kugeln formen. Die selbstgemachten Energieballs in eine Dose geben. So kann man die kleinen Köstlichkeiten einfach mit zur Arbeit nehmen und bei Bedarf genießen – oder mit den Kolleginnen teilen.

EIN GLÜCKLICHER BAUCH

Manchmal kann man noch so leicht und gesund essen und trotzdem fühlt sich der Bauch angespannt und aufgebläht an. Bekanntlich löst chronischer Stress Verdauungsprobleme aus. Im Kampf- und Fluchtmodus wird die Verdauung zweitrangig, da überwiegend die Muskelgruppen versorgt werden, die für das Rennen und Kämpfen notwendig sind.

Die folgende Meditation „Ein glücklicher Bauch" kann ergänzend in der Pause angehört werden. Vielleicht gibt es an deinem Arbeitsplatz die Möglichkeit, dich hinzulegen. Du kannst dabei deine Beine aufstellen und die Knie zusammenfallen lassen, sodass sich dein Bauch besser entspannen kann. Ebenso ist eine zusammengerollte Decke oder ein Kissen unter den Knien sehr wohltuend. Wenn du möchtest, kannst du die Meditation auch gemeinsam mit deinen Kolleginnen durchführen oder ihr könnt sie euch gegenseitig vorlesen.

Mache es dir bequem, suche dir eine wohlige Position, in der du dich entspannen kannst. Stimme dich ein auf eine Zeit der Ruhe und Erholung – eine Zeit nur für dich, in der du ganz mit dir in Kontakt sein kannst.

Schließe nun langsam und bewusst deine Augen.

Atme jetzt mehrmals langsam und tief ein und wieder aus. Lasse mit jedem Atemzug etwas mehr von deiner inneren Spannung los. Lasse die Schwerkraft wirken, indem du voller Vertrauen immer mehr in deine Unterlage sinkst. Deine Atmung fließt ruhig und im eigenen Rhythmus.

Richte nun deine Aufmerksamkeit auf deinen Körper. Beginne damit zu spüren, wie sich deine Füße und Beine anfühlen. Lass die Schwere der Beine los.

Wandere nun mit deiner Aufmerksamkeit zu deinen Händen und Armen. Lass alles los, was du festhältst.

Deine Atmung fließt ruhig weiter.

Spüre jetzt dein Gesäß, die Hüften und das Becken. Versuche auch diesen Bereich loszulassen und gib jede Anspannung ab.

Erspüre nun deine Wirbelsäule – nimm Stück für Stück wahr – von unten nach oben. Weite deine Aufmerksamkeit aus und spüre deinen ganzen Rücken. Gib jede Last ab, die du trägst.

Geh gedanklich weiter und spüre deinen Kopf, wie er angenehm auf der Unterlage liegt. Schwere Gedanken ziehen weiter, wie dunkle Wolken am Himmel.

Spüre nun dein Gesicht und nimm wahr, dass deine Gesichtszüge immer weicher werden. Vielleicht erscheint ein sanftes Lächeln auf deinen Lippen.

Spüre jetzt, wie durch deine Nase der Atem ein- und wieder ausströmt. Beobachte, wie der Atem den Körper sanft bewegt. Spüre, wie sich bei jeder Einatmung Bauch und Brustkorb heben und leicht dehnen. Nimm wahr, wie sich mit jeder Ausatmung Bauch und Brustkorb wieder senken und entspannen.

Deine ganze Konzentration richtet sich nun auf die rhythmischen Bewegungen deines Bauches. Einatmend hebt sich dein Bauch, ausatmend senkt sich dein Bauch und entspannt sich.

Einatmung – Ausatmung – Einatmung – Ausatmung – in deinem kontinuierlichen Atemrhythmus.

Jeder Atemzug macht weicher und offener.

Mit jeder Ausatmung gibst du innere Spannungen ab. Atme die Härte, den Panzer aus. Atme angestaute Anspannung, alten Schmerz, vergangene Ängste, ungelebte Traurigkeit und jeden Zweifel aus. Lasse liebevoll los. Gib voll Vertrauen ab und erkenne, dass dich jeder Atemzug zurück in diesen Moment bringt. Jeder Atemzug macht weicher und offener. Nimm die Weichheit deines Bauches in diesem Augenblick wahr. Spüre die Weite deines Bauches im Hier und Jetzt. Atme und schaffe Raum für deinen weichen und weiten Bauch.

Mach Platz für die Leichtigkeit, für die Freude und für das Glücklichsein. Erschaffe im weichen Bauch Raum für eine liebevolle und wertschätzende Begegnung mit dir selbst.

Atme ein und atme wieder aus. Spüre deinen weichen, glücklichen Bauch. Atme ein und atme aus und spüre das Glück und die Zufriedenheit in dir.

Jeder Atemzug macht weicher und offener. Atme ein und atme aus.

Die kleine Atemreise durch deinen Bauch bewegt sich allmählich auf ihr Ende zu. Du kannst jederzeit in dieser Form wieder Kontakt zu dir selbst aufnehmen. Spüre nun wieder deinen ganzen Körper. Bewege deine Füße und deine Hände. Strecke und räkle dich. Öffne deine Augen und komme wieder im Hier und Jetzt an.

5.5 GEDANKENKRAFT

5.5.1 Auf Knopfdruck gute Laune

Eine kranke Kollegin, drei unerwartete Neuaufnahmen, ein wichtiges Medikament fehlt und muss nachgefordert werden, eine Patientin hat Schüttelfrost, die Blutentnahmen müssen noch gemacht werden und die Oberärztin wartet ungeduldig darauf, dass sie jemand zur Visite begleitet. Um diesen turbulenten Arbeitstag gut zu meistern, braucht es viel Kraft, einen klaren Kopf, eine große Portion Gelassenheit und vor allem gute Laune. Die Stimmung ist allerdings schon vor einer Stunde gekippt, als sich die demente Patientin den Venenzugang selbst entfernt hat. Das ist Klinikalltag. Es wäre höchste Zeit für den Sommerurlaub.

Man braucht aber nicht immer einen großen Urlaub, um sich innerlich gut zu fühlen. Wahrscheinlich kennt man dieses Phänomen. Riecht man an einer Sonnencreme, so denkt man sofort an Sonne, Strand und Meer und innerlich entsteht ein Wohlgefühl. Vielleicht braucht es nur eine heiße Trinkschokolade, damit man sich sofort in die Kindheit zurückversetzt fühlt und ein vertrautes, geborgenes Gefühl entsteht. Das passiert, weil im Gehirn, im Hippocampus, alle Erlebnisse verarbeitet, geformt und verknüpft werden. In diesem Fall entstand die Verknüpfung: Sonnencremeduft = Wohlgefühl.

Nicht nur Düfte erinnern an Vergangenes und lösen eine Reaktion aus. Ebenso kann bei einem gewissen Ton, einem Bild oder auch allein durch eine Berührung eine alte Erinnerung spürbar werden. Im schlimmsten Fall kann ein altes Trauma ausgelöst werden. Aus diesem Grund gehen wir auch sehr sensibel mit unseren Patientinnen und Pflegeheimbewohnerinnen um.

Diese Reiz-Reaktion-Kette bzw. eine Konditionierung kann aber auch im rein positiven Sinne genutzt werden. Die Methode „Ankern" oder „Moment of excellence" bringt wie auf Knopfdruck gute Laune zurück und ein Wohlgefühl breitet sich aus. Dabei wird ein Anker bzw. Auslöser aktiviert und innerhalb von Millisekunden kann man sich wieder in einen positiven Zustand versetzen. Ein kraftvoller Anker kann dabei helfen, bewusst und zielgerichtet aus einer Negativspirale oder einer Stressreaktion zu entkommen. Das bedeutet, man nimmt das Steuer selbst in die Hand. Die Methode ist zum Beispiel auch hilfreich, wenn man sich selbstbewusst präsentieren möchte, wie zum Beispiel vor einem Vortrag, oder wenn man sich mutig für etwas einsetzen will.

Viele Sportlerinnen verwenden einen Anker. Vielleicht hast du dich einmal gewundert, warum schon vor einem Wettkampf Tänze oder gewisse Siegesgesten durchgeführt werden. Wer bereits mit einem Erfolgsgefühl und siegessicher in ein Rennen startet, kann trotz Leistungsdruck alles geben.

Hast du selbst einen starken Anker, kannst du diesen bei Bedarf jederzeit aktivieren und ein Glücksgefühl erleben. Gerade in hektischen Berufssituationen wirst du davon profitieren.

Das Einprägen dieses Ankers muss man mehrmals wiederholen. Es gibt verschiedene Möglichkeiten dazu. Entweder du aktivierst bei jedem erfolgreichen Ereignis deinen Anker oder du wählst eine meditative Herangehensweise. Bei der zweiten Variante nimmst du dir am besten an freien Tagen Zeit dafür.

Einen Anker setzen:
Überlege dir zu Beginn, mit welchem Anker du arbeiten möchtest. Wähle einen Auslöser, der nicht versehentlich ständig betätigt wird. Dein Anker soll nur bewusst ausgelöst werden. Ein unauffälliger Anker kann auch problemlos in Gegenwart von Kolleginnen und Patientinnen ausgeführt werden.

Beispiele für Anker:

- Visuelle Anker: Bilder oder Symbole
- Auditive Anker: ein kraftvolles Wort, ein Lieblingssong, ein Ton wie das Klappern einer befüllten Bonbondose

- Kinästhetischer Anker: eine Berührung wie ein Druck auf den Oberarm oder ein Ziehen am Ohrläppchen, eine Bewegung wie mit den Fingern zu schnipsen, klatschen, die Zunge rollen oder auch ein tanzähnlicher Hüftschwung
- Olfaktorischer/gustatorischer Anker: der Duft eines Parfüms, der Geschmack eines Minzbonbons
- Eine Kombination aus Verschiedenem wie die Lippen spitzen und einen Pfeifton erzeugen

Erwäge dann, mit welchem Gefühl der Anker verknüpft werden soll. Freude, Gelassenheit, Mut oder vielleicht auch Wertschätzung. Du entscheidest. Erinnere dich nun an ein vergangenes Erlebnis, bei dem du dieses Gefühl besonders intensiv in dir wahrgenommen hast. Beginne danach mit folgender Übung:

Setze dich aufrecht hin. Die Füße stehen hüftbreit und parallel geerdet auf dem Boden. Die Wirbelsäule ist in der natürlichen Krümmung aufgerichtet. Korrigiere deine Körperhaltung, sodass du bequem und still sitzen kannst. Beobachte eine Zeit lang deine Atmung. Nimm wahr, dass du mit jedem Atemzug ruhiger wirst. Jede Anspannung löst sich auf.

Nun ist es Zeit, deinen persönlichen Anker mit einem von dir selbst gewählten Gefühl zu verknüpfen. Denke an ein besonders schönes Erlebnis aus deiner Vergangenheit. Lasse die Bilder dieser Erinnerung noch einmal innerlich in dir entstehen. Zu welcher Jahreszeit fand die Szene statt? War es Tag oder Nacht? Warst du alleine oder in Begleitung? Gab es Geräusche in der Umgebung? Hattest du einen besonderen Geschmack im Mund? Lass dir Zeit, sodass die inneren Bilder, Farben und Formen entstehen können.

Spüre nun das angenehme Gefühl in deinem Körper. Wo nimmst du es besonders wahr und wie breitet sich das Gefühl über deinen ganzen Körper aus? Kannst du es mit einem Wort beschreiben? Ist es warm oder kalt, pulsierend, stetig oder fließend? Bleibe in diesem Gefühl und lass es immer stärker werden.

Wenn du denkst, dass das Gefühl am stärksten ist, setze deinen Anker. Mache die Bewegung, die du dazu brauchst, und verknüpfe deine Aktion bewusst mit der inneren Reaktion. Setze deinen gewählten Auslöser klar, kraftvoll und sicher. Du übernimmst die Kontrolle und bestimmst selbst.

Beende die Übung, indem du wieder tiefer atmest. Sei dir sicher, dass dein Anker wirkt und dir wie auf Knopfdruck ein Wohlgefühl schenkt.

Achtung – verwechsle diese Methode nicht mit dem Verdrängen von Gefühlen. Es geht nicht darum, immer übertrieben gut gelaunt sein zu müssen, sondern darum, zur richtigen Zeit bewusst und kraftvoll handeln zu können. Wir Pflegekräfte brauchen keine Maschinen zu sein, die immer funktionieren müssen. Es gibt viele Momente, in denen wir uns zeigen können, mit allem, was gerade ist.

5.5.2 Inspirierende Kommunikation

Ein vertrauensvoller Kontakt zu den Arbeitskolleginnen ist wertvoll. Bei guten Teams findet weniger Personalwechsel statt. Fehlende Supervisionen werden oft durch Gespräche im Kolleginnenkreis kompensiert. Eine fordernde Situation verarbeitet man besser, wenn im Anschluss ein Austausch stattfindet. Solche Krisengespräche stärken und geben ein Gefühl von Kollegialität und Verbundenheit.

Ein Zweiergespräch können wir auch nutzen, um ein tieferes Verständnis für die eigene Ausrichtung zu erhalten. Wir wissen meist genau, was wir nicht wollen. Allerdings fehlen uns oft Ideen, wie unser Privat- und Berufsleben sein könnten und wie man selbst eigenverantwortlich zu einer Verbesserung beitragen kann. Die Kommunikation beschränkt sich häufig auf Mangelzustände und viele beklagen sich über das, was fehlt oder nicht passt. In solchen Gesprächen zieht man sich gegenseitig in eine Abwärtsspirale und verliert den Blick auf das, was trotz aller Herausforderungen gut ist.

Die Zweierübung „Dyade“ ist eine besondere Form eines Tiefeninterviews. Wir üben dabei ein achtsames, wertungsfreies Zuhören und schaffen damit Kontakt zum Gegenüber. Wir hören mit dem Herzen zu und nicht mit dem Verstand. Das öffnet einen Raum und auch die Befragte traut sich, ihre eigenen Herzensworte mitzuteilen. Durch die konkrete Fragestellung erkennt sie die eigenen Bedürfnisse und Möglichkeiten besser.

Ablauf:
Nimm dir etwas Zeit mit einer befreundeten Kollegin. Auch ein privates Treffen kann für diese Übung konstruktiv genutzt werden.

Setzt euch gegenüber. Atmet gemeinsam dreimal tief durch. Nehmt Kontakt zum eigenen Körper auf, indem ihr noch einmal gedanklich durch den Körper wandert und ihn spürt. Du stellst deiner Kollegin nacheinander die Fragen. Dabei hörst du aktiv zu, ohne zu unterbrechen. Erst wenn sie eine Frage beantwortet hat, sagst du schlicht „Danke“ und beginnst, die nächste Frage zu stellen.

Deine Kollegin hört sich die Fragen an und antwortet, ohne lange zu überlegen. Sie sagt, was ihr jetzt wichtig ist, und lässt dabei die Worte tief aus ihrem Inneren hervorsprudeln.

Der Ablauf wiederholt sich im selben Muster genau dreimal und die Fragen werden durch die Worte „wirklich“ und „wirklich, wirklich“ verstärkt.

Nach diesem kompletten Ablauf wird gewechselt. Tauscht euch erst danach aus.

Die Fragerunde 1:

- Wie möchtest du pflegen?
- Was kannst du in deinem unmittelbaren Umfeld dazu beitragen?
- Was brauchst du selbst, um in deiner Kraft zu bleiben?

Die Fragerunde 2:

- Wie möchtest du wirklich pflegen?
- Was kannst du wirklich in deinem unmittelbaren Umfeld dazu beitragen?
- Was brauchst du wirklich, um in deiner Kraft zu bleiben?

Die Fragerunde 3:

- Wie möchtest du wirklich, wirklich pflegen?
- Was kannst du wirklich, wirklich in deinem unmittelbaren Umfeld dazu beitragen?
- Was brauchst du wirklich, wirklich, um in deiner Kraft zu bleiben?

Wir Pflegekräfte können gar nicht oft genug mit Worten laut aussprechen, wie wir wirklich pflegen wollen. Nur wir selbst wissen am besten, was es für eine würdevolle Pflege unserer Mitmenschen braucht.

5.5.3 Zielorientiertes Denken

Das Gehirn versucht meist, in Bildern zu denken. Erhält man die Aufforderung „Denke nicht an einen rosa Elefanten", wird mit großer Wahrscheinlichkeit vor dem inneren Auge ein Bild von diesem Elefanten entstehen. Für Worte wie „nicht", „kein" oder „niemals" fehlt dem Gehirn die Vorstellungskraft. In unserem Sprachgebrauch verwenden wir allerdings oft Negativformulierungen. In einer Pflegesituation sagen wir Sätze wie „Sie brauchen keine Angst zu haben" oder „Bitte nicht hinfallen". Dabei rücken die Worte „Angst" und „hinfallen" in den Vordergrund und schwingen ganz subtil mit. Beim Austausch mit der Kollegin äußern wir „Hoffentlich wird es heute nicht stressig" oder „Der heutige Dienst war gar nicht schlecht". Gedanken und Sprachmuster wirken sich auf das Befinden aus und prägen bei regelmäßiger Anwendung die neuronalen Netzwerke, somit auch die Art und

Weise, wie man gewohnheitsmäßig denkt. Negativformulierungen stärken die Vorstellungskraft in den Bereichen, die man sich eigentlich nicht wünscht.

Nimm dir also etwas Zeit und vergleiche die Sätze „Mein Tag war heute nicht schlecht“ und „Mein Tag war heute gut“. Spürst du einen Unterschied? Unsere Worte wirken immer – auf uns selbst und auf unser Umfeld.

Für eine zielorientierte und friedliche Kommunikation braucht es eine gewisse Gedankendisziplin. Der erste Schritt dazu ist, zu wissen, was man überhaupt will. Aus unseren Gedanken werden Worte. Das Gewünschte kann mit etwas Übung immer verständlicher ausgedrückt werden. Teilt man die eigenen Bedürfnisse klar mit, so wird es wahrscheinlicher, dass sich diese erfüllen.

Beobachte deshalb auch im Pflegealltag dein Denken und deine Sprache. Wie drückst du dich aus? Versuche, immer positiver zu denken. Gedanken und vor allem ausgesprochene Worte wollen sich immer verwirklichen. Verwende deshalb immer öfter Positivformulierungen, drücke aus, was du erreichen möchtest. In der Pflegepraxis kannst du zum Beispiel kurze Wartezeiten nutzen und gedanklich ein Ziel formulieren. Ebenso ist es hilfreich, mit Affirmationen zu arbeiten, sodass sich immer mehr zielführende Sätze verinnerlichen.

Bereits Albert Einstein sagte: „Denken müssen wir ja sowieso. Warum dann nicht gleich positiv?“

5.5.4 Wertschätzende Begegnungen

Kindern erzählt man Geschichten zum Einschlafen und Erwachsenen erzählt man Geschichten, damit sie „aufwachen“. Aus diesem Grund gibt es auch in diesem Praxisbuch eine kleine satirische Erzählung aus dem Pflegealltag. Manchmal hilft eine Prise Humor und vielleicht erkennst du so manche Situation aus deinem eigenen Alltag wieder.

Frau Maus geht unauffällig über die Station und beobachtet. Im Zimmer vier brüllt der wütende Herr Löwe laut herum, weil das Mittagessen zu kalt serviert wurde und weil hier einfach nichts funktioniert. Frau Katze im Nebenzimmer betätigt ständig die Glocke und fordert alle fünf Minuten eine andere Serviceleistung: das Kissen aufschütteln, ein heruntergefallenes Buch vom Boden aufheben, das Bett höherstellen, einen Tee bringen, das Bett wieder nach unten stellen und nur kurze Zeit später ist der umgekippte Tee vom Nachtkästchen wieder zum Aufwischen. Im Stationszimmer sitzt Pflegerin Frau Faultier. Sie blickt träge ab und zu auf und wartet, bis die fleißige Kollegin Frau Biene aufsteht und zu den roten Glocken geht. Diese ist wiederum fassungslos, dass sie alles allein machen muss. Oberarzt Herr Fuchs kommt vorbei und gibt einen klugen Ratschlag. Anscheinend gefällt dies dem Stationsleiter Herrn Silberrücken gar nicht, denn dieser steht auf, zeigt sich in seiner vollen Größe und erzählt von seinem letzten sportlichen Erfolg. Frau Maus beobachtet das ganze Pflegeteam. Frau Pfau hat heute auch Dienst und stolziert am Stationszimmer vorbei. Sie blickt sich mehrmals um, zupft die neue Frisur zurecht und freut sich, wenn ihr nachgeschaut wird. Gut gelaunt transferiert Herr Bär eine Patientin vom Rollstuhl ins Bett. Frau Huhn läuft hektisch herum und jammert: „Heute werde ich nie fertig." Währenddessen erzählt Frau Gans in der Teeküche entspannt den aktuellen Kliniktratsch und der Pfleger Herr Affe hört zu. Bereits das fünfte Mal an diesem Tag studiert Frau Schlange den neuen Dienstplan und ärgert sich, dass die Kollegin Frau Schwein immer, wirklich immer, die besseren Schichten hat. Das findet sie ungerecht. Bald ist Schichtwechsel und Frau Eule kommt aus der Umkleide und wundert sich, warum die vollen Wäschesäcke noch immer auf dem Flur stehen.

Frau Maus schmunzelt liebevoll über diese bunte Gesellschaft in der Klinik, denn regelmäßig treffen sie alle aufeinander, treiben ihre Spielchen miteinander, ärgern sich und sind sich dann doch wieder so nah.

Sie weiß, dass Herrn Löwe als Kind nicht richtig zugehört wurde und er deshalb als Erwachsener noch laut herumschreit, um seine Bedürfnisse zu äußern. Frau Katze hat vor kurzem ihren Gefährten verloren, sie fühlt sich allein und die kurzen Besuche der Pflegekräfte im Zimmer nehmen ihr die Angst. Bereits seit Monaten ist Pflegerin Frau Faultier erschöpft, müde und ausgebrannt, jede Tätigkeit ist ihr zu viel. Pflichtbewusst schleppt sie sich jedoch weiterhin zur Arbeit, weil sie niemanden im Stich lassen will. Herr Silberrücken möchte einfach nur respektiert und geliebt werden. Kollegin Schlange hat sich frisch verliebt und möchte die Wochenenden mit ihrem Freund verbringen. Frau Maus lauscht und hört immer gut zu. So hat sie gelernt, die anderen besser zu verstehen.

Im beruflichen Umfeld werden wir immer wieder auf viele verschieden ausgeprägte Charaktere treffen. Vielleicht ist das Verhalten der Kolleginnen, Patientinnen oder Bewohnerinnen besser zu verstehen, wenn man weiß, dass jede die aktuelle Begegnungszone mit anderen Lebenserfahrungen betritt. Jeder Mensch wurde durch die Vergangenheit geprägt.

Wir leben in einem gesellschaftlichen System, in dem wir schon sehr früh Erfahrungen mit Konkurrenz gemacht haben. Uns wurde beigebracht, besser sein zu müssen als die anderen – das bringt uns zum gedanklichen Bewerten von Menschen und Situationen. Dieses ständige Beurteilen trennt uns von unseren Mitmenschen. Wir ärgern uns über Dinge, die die anderen tun. Im Gegenzug bringen wir mit unserem eigenen Tun auch so manche Kollegin in Rage. Spannungen entstehen und oft weiß man gar nicht mehr, warum. Gerade in einem Arbeitsumfeld, in dem so viele Herausforderungen bestehen, belasten zwischenmenschliche Konflikte zusätzlich.

Im ständigen Stressmodus ist es nicht möglich, ganz bei sich selbst zu sein. Man spürt sich nicht und fühlt sich getrennt von sich selbst, aber auch von allen anderen.

Letztendlich sind wir alle auf einem gemeinsamen Weg und lernen miteinander und voneinander. Jede zwischenmenschliche Begegnung kann wie ein Spiegel sein, der die eigenen Muster aufzeigt. Das hilft bei der Reflexion und ist notwendig für persönliches Wachstum. Wer das eigene Verhalten versteht, wird liebevoller und wertschätzender mit sich selbst umgehen. Aus dieser inneren Haltung heraus ist es möglich, auch anderen Menschen verständnisvoll zu begegnen. Mit offenen Herzen hören wir besser zu, verstehen die anderen und sind mitfühlend.

„Maitri Bhavana" bedeutet auf Sanskrit „Wohlwollen" und wird auch mit den Worten „anderen etwas Gutes wünschen" umschrieben. Die folgende Gedankenübung hilft, wieder mehr in Verbindung mit unseren Mitmenschen zu treten. Das ist wohltuend und wirkt sich auch unmittelbar auf das Umfeld aus. Die Kraft eines guten Gedankens ist größer, als wir annehmen. Um uns herum herrscht oft viel Negatives und wir haben die Möglichkeit, den Ort gedanklich mit Gutem zu füllen. Die Übung kann jederzeit durchgeführt werden, im Raum mit anderen oder auch allein. Du kannst jede Person wählen, die dir einfällt: Vielleicht eine Vorgesetzte, vor der du dich nicht wohlfühlst, eine für dich anstrengende Kollegin oder auch eine unruhige Patientin. Wünsche der Person von ganzem Herzen alles Gute. Stelle dir vor, wie sie sich über etwas freut. Du kannst ihr gedanklich ein Geschenk oder eine magische Schatztruhe überreichen, in der sie genau das findet, was sie jetzt braucht. Bring die Person zum Strahlen. Spüre dabei deinen Körper, deinen Brustkorb, und nimm wahr, was diese Übung innerlich an dir selbst verändert.

Manchmal fallen uns keine passenden Geschenke oder guten Wünsche ein. Du kannst auch stattdessen ein Mantra verwenden. Im Yoga werden diese heiligen Silben oder Wortfolgen rezitiert, um sich von negativen Gedanken und Untugenden wie Gier oder Neid zu lösen. Die Klangenergie unterstützt dabei, eine andere Schwingungsebene zu erreichen. Gerade in Bezug auf unsere Mitmenschen ist das folgende Mantra sehr passend, es steht für Frieden und Harmonie:

„Lokah Samastah Sukhino Bhavantu."
„Mögen alle Wesen in allen Welten glücklich sein."

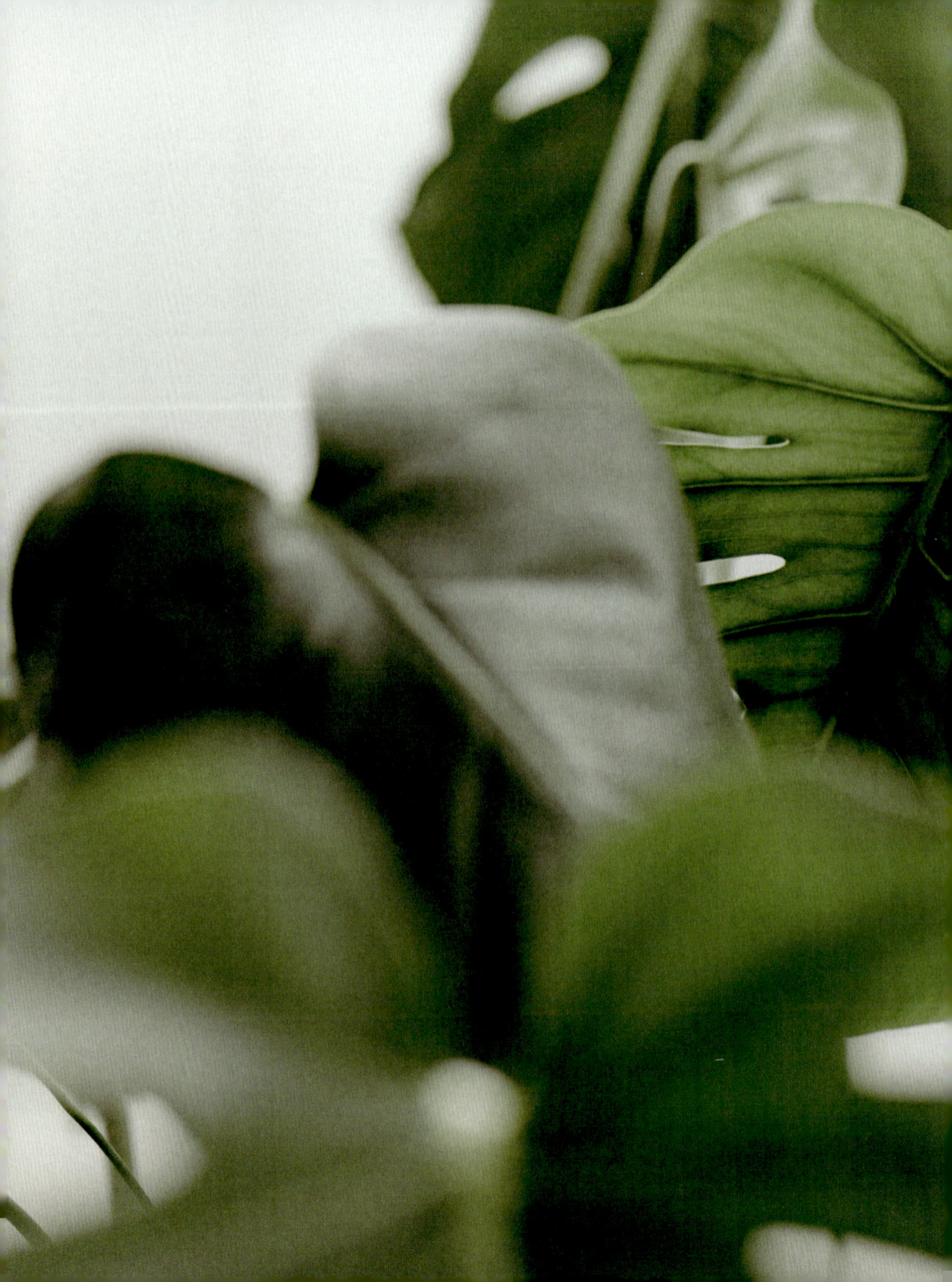

6

FEIERABENDRITUALE

„Von der Tiefe bis hoch zu den Sternen durchflutet Liebe das All."

(HILDEGARD VON BINGEN)

6.1 EIN JA ZU DIR SELBST

Das Wort Feierabend leitet sich vom spätmittelhochdeutschen „virabent“ ab und bedeutet „Vorabend eines Feiertages“. Heute verwenden wir es nach getaner Arbeit und nach Dienstschluss. Auch wenn es sich nicht mehr um einen klassischen religiösen Feiertag handelt, den man zelebriert, sollte es selbstverständlich sein, dass die Freizeit genutzt wird, um sich von Zeit zu Zeit selbst zu feiern.

Viel zu oft passiert es, dass wir schnell aus der Dienstkleidung schlüpfen, im Automatikmodus nach Hause fahren und im nächsten Moment schon auf der Couch liegen. Abgestumpft lassen wir uns vom Fernsehprogramm, der neuen Serie oder sozialen Medien berieseln. Elternteile müssen ihre Frei- oder Ruhezeit hingegen zudem nutzen, um weiteren Verpflichtungen nachzugehen.

Eine bewusste „Me-Time“ ist allerdings ein wichtiger Bestandteil der Selbstfürsorge. Individuelle Auszeiten helfen Stress abzubauen. Dabei ist für den Erholungseffekt nicht die Menge der Zeit ausschlaggebend, sondern die Qualität.

Kleine Feierabendrituale unterstützen dich dabei, deine Freizeit sinnvoller zu gestalten. Sie geben selbst in hektischen Zeiten Halt und Struktur. Rituale sind achtsame Zeiten und bereichern das Leben. Manchmal fehlen aber Ideen für eine ausgeglichene Freizeitgestaltung.

In diesem Kapitel findest du deshalb zahlreiche Anregungen, die dir nach Dienstschluss wieder Kraft geben können. Suche dir die Übungen aus, die dich ansprechen, und finde mit der Zeit heraus, was dich glücklich und zufrieden macht.

6.2 FÜR DEN KÖRPER

HALBER SCHULTERSTAND AN DER WAND (VIPARITA KARANI) ZUR REGENERATION

Ein langer Arbeitstag ist zu Ende. Die Beine sind schwer und geschwollen. Der Körper ist müde und für sehr anstrengende Asanas fehlen Kraft und Motivation. Die folgenden drei Asanas sind in Kombination eine perfekte Abfolge nach einem langen Arbeitstag.

Die unterstützte Variante des Schulterstands ist eine regenerierende Asana und ideal am Abend. Die sanfte Umkehrposition entlastet müde Beine, dehnt sanft die Beinrückseiten und weitet die Brust. Der Blutstrom der spinalen Nerven verbessert sich und das Energieniveau erhöht sich wieder. Umkehrpositionen sind auch eine Wohltat für Herz und Kreislauf.

Als Zubehör brauchst du einen Yogapolster, ein stabiles Kissen oder ähnliches. Gegebenenfalls kann auch eine Decke passend gefaltet werden. Lege deine Unterlage griffbereit neben die Wand. Du kommst elegant in die Position, indem du dich mit der rechten Körperseite in Richtung Wand hinsetzt. Der Oberkörper sinkt langsam seitlich nach links zu Boden. Der Kopf liegt auf dem ausgestreckten linken Arm und die rechte Hand stützt vor der Brust ab. Das Gesäß liegt an der Wand an. Nun kannst du ein Bein nach dem anderen die Wand hochschwingen. Der Oberkörper dreht sich dabei auf den Rücken. Hebe nun dein Becken und schiebe den vorbereiteten Polster darunter. Stelle sicher, dass das Kreuzbein flach auf der Unterlage liegt und vollständig abgestützt ist. Korrigiere den Abstand zur Wand, sodass die Beinrückseiten sanft gedehnt werden. Die Arme liegen in einem Winkel von ca. 45 Grad neben dem Körper und die Handflächen zeigen nach oben. Die Schulterblätter sinken dabei nach unten und hinten. Der Kopf liegt entspannt auf dem Boden. Der Nacken bleibt lang und locker. Das Brustbein bewegt sich durch die Höhe der Unterlage zum Kinn hin, nicht umgekehrt. Schließe deine Augen. Lass deinen Atem fließen. Einatmung und Ausatmung wechseln sich ab. Bleibe ca. fünf bis zehn Minuten in dieser Position. Löse dich danach wieder Schritt für Schritt aus der Position. Verweile zum Abschluss noch für ein paar Atemzüge im Sitzen.

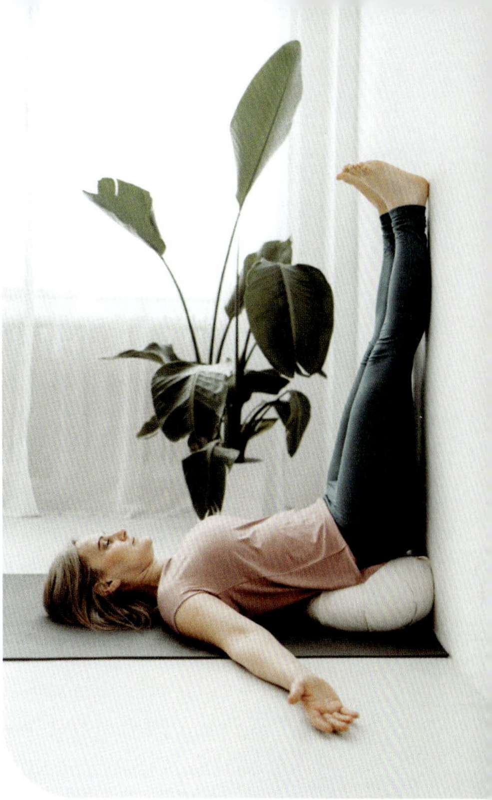

Affirmation: Ich übernehme die Verantwortung für meine Gesundheit.

UNTERSTÜTZTER FISCH (MATSYASANA) FÜR DIE OFFENHEIT

Logisches Denken ist eine wichtige Fähigkeit im Berufsleben. Wer darüber hinaus noch anderen Menschen mit Empathie begegnet, pflegt mit „Hirn und Herz". Ein geöffnetes Herz verbindet.

Diese Fischvariante mobilisiert die Brustwirbelsäule, dehnt Bauch- und Zwischenrippenmuskulatur und wirkt beruhigend. Schulter- und Rückenmuskulatur werden entspannt. Matsyasana hilft, das Herz zu öffnen und emotionale Spannungen zu lösen. Ein Gefühl der Freiheit, Offenheit und Freude entsteht.

Als Hilfsmittel zum Stützen der Brustwirbelsäule kann ein Polster, ein quer zur Wirbelsäule liegender Yogablock oder eine gerollte Decke verwendet werden. Zur Erhöhung des Kopfes eignet sich ein flaches Kissen oder eine gefaltete Decke.

Beginne in Rückenlage. Positioniere dein Hilfsmittel vorher neben deinem Oberkörper. Rolle dich dann darauf hin und her, sodass das stützende Hilfsmittel in Rückenlage mittig unter der Brustwirbelsäule liegt. Lendenwirbelsäule, Schultergürtel und Nacken bleiben frei. Senke achtsam den Hinterkopf, sodass der Nacken völlig entspannt bleibt. Nutze gegebenenfalls zur Stütze für den Kopf das flache Kissen oder die gefaltete Decke. Der Kopf sollte locker auf dem Boden oder auf dem Hilfsmittel liegen. Die Vorderseite des Halses wird in der Position sanft gedehnt. Die Arme liegen neben dem Rumpf und die Handflächen zeigen nach oben. Richte die Position so aus, dass der untere Rücken und die Beine entspannt aufliegen. Schließe die Augen und bleibe bis zu fünf Minuten in der Haltung. Lasse den Atem fließen und lasse dich dabei mit jedem Atemzug tiefer in die Unterlage sinken. Spüre, wie sich die Herzgegend mehr und mehr öffnet. Löse dich aus der Position, indem du dich behutsam zur Seite rollst. Bleibe noch für ein paar Atemzüge mit angewinkelten Beinen und flachem Rücken liegen.

Affirmation: Ich lebe und ich liebe.

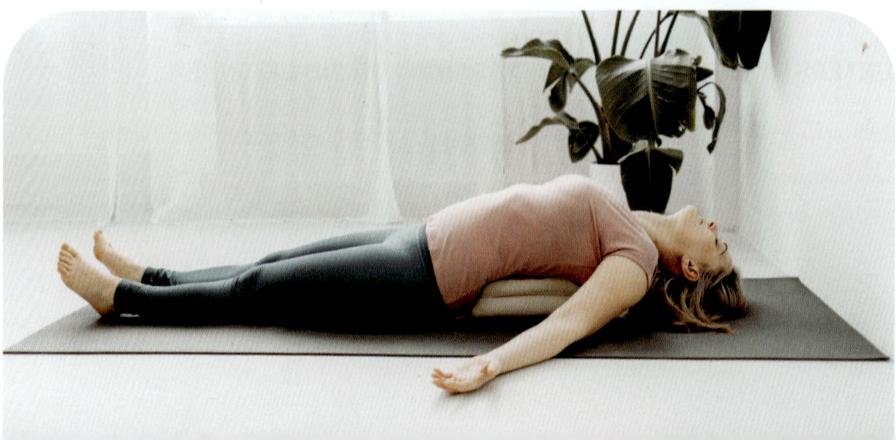

STELLUNG DES KINDES (BALASANA) FÜR MEHR GEBORGENHEIT

Zurück im vertrauten Heim: Die Position des Kindes ist eine Einladung, immer wieder ganz bei sich selbst anzukommen. Auf körperlicher Ebene dehnt diese Entspannungsposition die gesamte Wirbelsäule und hilft muskuläre Verspannungen zu lösen. Der sanfte Druck auf den Bauch lindert Magen- und Darmbeschwerden. Auf geistiger Ebene entsteht ein Gefühl von Geborgenheit und das Urvertrauen wird gestärkt.

Beginne im Fersensitz. Beuge dich nach vorne, bis deine Stirn den Boden erreicht. Der Nacken bleibt lang. Bringe die Arme nach hinten, sodass die Hände locker neben den Füßen auf dem Boden liegen und die Handflächen nach oben weisen. Die Ellbogen sind locker. Entspanne dich, indem du im Wechsel ein- und ausatmest. Bleibe so lange in der Position, wie du möchtest.

Affirmation: Ich fühle mich warm und geborgen.

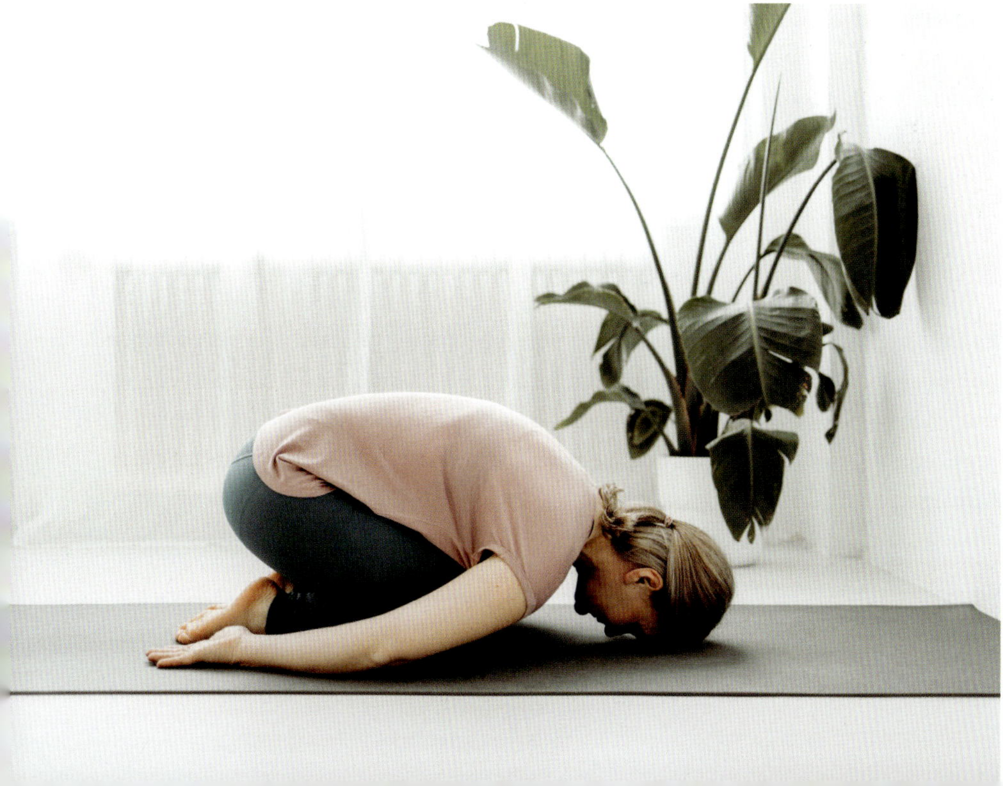

6.3 FÜR DEN GEIST

LICHTDUSCHE

Diese kleine Übung braucht nicht mehr Zeit als ein gewöhnlicher Duschvorgang. Nach dem Feierabend sind wir verschwitzt und gehen gewohnheitsmäßig unter die Dusche. Die Qualität der Dusche verändert sich, wenn man den Vorgang mit einer bewussten geistigen Haltung durchführt.

Reinige deinen Körper wie gewohnt. Nimm allerdings bewusst wahr, wie das warme Wasser über deinen Körper fließt. Seife dich ein und nimm den wohlriechenden Duft deines Pflegeproduktes wahr. Spüre die Konsistenz der Seife auf deiner Haut. Stelle dir nun vor, wie die Anspannung des Tages abfällt. Gedanklich kann das in Form von dunkler Farbe sein, die aus deinem Körper weicht und in den Abfluss fließt.Bleibe nach dem körperlichen und geistigen Reinigungsvorgang noch kurz unter dem abgedrehten Brausehahn stehen. Schließe die Augen. Atme ein und atme aus. Stelle dir nun vor, wie strahlendes Licht aus dem Hahn strömt und über dich flutet. Helles Licht erfüllt dich und weitet sich über das gesamte Badezimmer aus. Dieser Strahl erfüllt dich vollkommen mit Licht.

Affirmation: Ich erlaube mir zu strahlen.

6.3.1 Selbstreflexion und Umerleben

Es ist für uns selbstverständlich, dass wir regelmäßig unseren Körper reinigen und pflegen. Ohne lange zu überlegen, putzen wir täglich die Zähne und sorgen vor, sodass sich keine kariesfördernden Beläge bilden. Auch der Gedankenmüll muss entsorgt werden. Das ist ein sehr wichtiger Bestandteil einer guten Selbstfürsorge.

Alles was wir tagsüber erleben, wird im Unterbewusstsein abgespeichert. Im Schlaf werden diese Informationen und Bilder im Gehirn verarbeitet und neu sortiert. Erinnerungen, die stark emotional hinterlegt sind, verankern sich in höherem Maße. Nach einem langen Arbeitstag haben wir sehr viel erlebt, das verarbeitet werden muss. Viele zwischenmenschliche Begegnungen, hektische Momente oder Flüchtigkeitsfehler, die von Zeit zu Zeit passieren, hinterlassen Spuren im Gehirn. Nicht auf alles sind wir stolz. Das schlechte Gewissen nach dem Anfauchen der fordernden Patientin, das gemeine Lästern über die kranke Kollegin oder das mutlose Kopfeinziehen vor der dominanten Ärztin. Vielleicht belastet ein versehentlich verlegtes Dokument oder ein kleines Missgeschick, das man lieber verschweigt. Das alles ist Pflegealltag und auch Pflegende sind Menschen, die Fehler machen dürfen. Ebenso reagieren wir von Zeit zu Zeit unangemessen, weil wir uns in stressigen Situationen vermehrt triggern lassen.

Wenn wir auf Alltagssituationen zurückblicken, erkennen wir, dass wir in manchen fordernden Situationen ähnlich reagieren oder oft gar nicht aus unserer Haut können. Manches von uns wollen wir so nicht wahrhaben und wir verdrängen es einfach. Manche Emotionen bekommen keinen Raum und werden nicht wahrgenommen. Mit der Zeit stumpft man emotional ab. All diese persönlichen Schattenseiten mutig anzusehen zeigt allerdings wahre Stärke und bringt persönliches Wachstum. Die vollkommene Energie fließen zu lassen bedeutet manchmal, durch emotionalen Schmerz, Wut und Traurigkeit zu gehen. Nur so erkennen wir, dass wir nicht unsere Emotionen sind, und alle Unsicherheiten lösen sich auf. Mentale Übungen helfen dabei, das Aktuelle anzunehmen, denn man weiß, dass man die Kraft dazu hat.

Eine tägliche Selbstreflexion ist für eine gelebte Psychohygiene unabdingbar. Mit der Methode „Umerleben“ lernt man sich mit der Zeit selbst besser kennen. Dabei lernt man, Zusammenhänge und Reaktionsmuster besser zu verstehen. Dazu gehört auch eine positiv gelebte Fehlerkultur, denn aus jedem Fehler kann man lernen. Wer sich auf ein höheres Level bringen möchte, muss bereit sein, die Angst vor dem Scheitern abzulegen. Bei einer regelmäßigen Reflexion lernt man Strategien, wie man aus jeder Situation und aus allem Unangenehmen trotzdem etwas Positives gewinnen kann.

Folgende meditative Herangehensweise ermöglicht es, dass man alternative Handlungswege für gewisse Herausforderungen verinnerlicht. Wenn man sich wieder in einer ähnlichen Situation befindet, gibt es einen weiteren Möglichkeitsraum. Diese Übung sollte gerade am Anfang des Mentaltrainings täglich, idealerweise am Abend vor dem Schlafengehen, wiederholt werden.

Anleitung Umerleben

Setze dich auf einen Stuhl. Spüre deine Füße, die Kontakt zum Boden aufnehmen. Nimm deine Waden, Knie und Oberschenkel wahr. Spüre dein Gesäß und deine Sitzbeinhöcker. Deine Wirbelsäule ist aufgerichtet. Deine Hände liegen locker auf deinen Oberschenkeln und die Schultern sind entspannt. Nimm deine Gesichtszüge wahr.

Nun wandert deine Aufmerksamkeit zur Nase. Spüre, wie dein Atem durch die Nase einfließt und im regelmäßigen Wechsel wieder ausfließt. Folge deiner Atmung konzentriert. Mit jeder Einatmung dehnt sich dein Bauch. Mit jeder Ausatmung wird der Bauch weich. Beobachte und nimm wahr, wie du allmählich immer ruhiger wirst.

Bereite dich nun auf eine kleine Gedankenreise vor. Wandere in deiner Vorstellung noch einmal durch deinen Tag. Was hast du erlebt? Welche Begegnungen hattest du? Was ging dir leicht von der Hand? Was kannst du schon richtig gut? Bei welchen täglichen Situationen bist du noch in der Übungsphase?

Begib dich nun gedanklich zu dem Ereignis, aus dem du lernen und persönlich wachsen möchtest. Vielleicht handelt es sich um eine Situation mit einem Mitmenschen, einer Kollegin oder einem Kollegen. Vielleicht ist dir ein kleiner Fehler passiert. Bei welchem Geschehen warst du mit deiner Reaktion unzufrieden?

Wenn du möchtest, kannst du dich gedanklich neben dich stellen und dich mit etwas Abstand beobachten – ganz neutral, ohne Wertung, ohne Emotion. Sieh dir die Situation noch einmal an. Deine Reaktion war vielleicht nicht ideal, aber sie ist passiert. Wir tun stets das, was uns zu diesem Zeitpunkt möglich ist.

Was ist genau passiert, dass du so reagiert hast? Wann ist die Situation deiner Kontrolle entglitten? Welche körperlichen Bewegungen hast du dabei gemacht? Wie war dein Gesichtsausdruck? Welche Worte hast du verwendet? Beobachte dich urteilsfrei und neutral.

Wir leben, um uns weiterzuentwickeln. Wir können stets aus unseren Fehlern lernen und an ihnen persönlich wachsen.

Schenke deinem Gehirn und dir nun neue Möglichkeiten. Wie möchtest du in Zukunft in solch einer Situation reagieren?

Mache nun wieder gedanklich einen Schritt auf dich zu. Finde deinen Platz in deinem Körper wieder. Bleib gedanklich bei diesem Erlebnis. Erfinde nun eine neue Strategie, die für dich stimmig ist. Erschaffe eine neue Möglichkeit. Du kannst dir gedanklich alles vorstellen, was du möchtest. Sieh die Situation bildlich vor dir. Wie hättest du gern reagiert? Welche Bewegungen hättest du gerne gemacht? Wie wäre dein Gesichtsausdruck dabei? Welche Worte hättest du gerne gesprochen? Welche deiner Eigenschaften hättest du gerne in dieser Situation gezeigt? Mut, Klarheit, Selbstbewusstsein, Freundlichkeit, Humor, Gelassenheit oder Ehrlichkeit?

Fühl dich in deinem Denken frei und entwickle für dich deine ideale Lösung. Schenke dir deine neue Variante. Fühle dabei deine innere Kraft und Stärke. Vertraue – alles ist bereits in dir und will gelebt werden.

Wenn du das nächste Mal ein ähnliches Ereignis erlebst, wisse, dass du die Wahl hast. Du kannst bewusst und gelungen handeln.

Wir sind mit unserer Übung nun am Ende. Atme mehrmals tief ein und wieder aus. Bewege deine Finger, bewege deine Füße. Öffne deine Augen wieder und sei ganz im Hier und Jetzt.

6.3.2 Aufschreiben und loslassen

Es gibt verschiedene Methoden, um sich mit Erlebtem angemessen auseinanderzusetzen. Gerade im Pflegeberuf braucht man Verarbeitungsstrategien, sodass man auch an jeder Herausforderung wachsen kann. Ein kurzer Austausch mit einer Kollegin über eine belastende Situation ist meist schon sehr hilfreich und man fühlt sich danach besser. Allerdings erlebt man häufig, dass die Gedanken auch zu Hause noch immer im Kopf kreisen. Dieses Chaos im Kopf und die dazugehörigen Gefühle zu ordnen ist oft eine schwierige Aufgabe. Vergleicht man das Gehirn mit einem Internetbrowser, dann ist es von Zeit zu Zeit so, als wären 16 Browser-Tabs gleichzeitig geöffnet und man wechsle unkonzentriert hin und her. Es ist unmöglich, sich in diesem Zustand zu fokussieren. Sich an solch einem Feierabend richtig zu entspannen fällt schwer. All die Informationen, die das Gehirn tagsüber gesammelt hat, müssen zuerst „archiviert" werden. Dafür ist die Methode „Aufschreiben" sehr hilfreich.

Wer belastende Gedanken und Gefühle verschriftlicht, entlastet das Gehirn. Für diesen Verarbeitungsprozess braucht man nur ein Blatt Papier und einen Stift. Noch einmal denkt man über das Erlebte nach. Vom Gehirn werden diese Informationen weitergeleitet und die Hand schreibt alles auf, was gedanklich und emotional in den Vordergrund rückt. Während die Hand schreibt, lesen die Augen mit und alle Information kommen auf diesem Weg noch einmal zum Gehirn zurück. Durch diese Rückkopplung findet ein effektiver Verarbeitungsprozess statt. Die Erfahrungen werden besser eingeordnet und man kann gedanklich mit ihnen abschließen. Im Kopf fühlt sich alles wieder freier und klarer an.

Diese Übung eignet sich sehr gut als Feierabendritual. Du kannst allerdings auch frühmorgens deinen Tag mit diesem sogenannten Journaling beginnen und mit Klarheit in den Tag starten. Verwende ein passendes Notizbuch und schreibe alles auf, was kommt, ohne lang darüber nachzudenken. Bringe deine Gedanken und Gefühle auf diese Art und Weise noch einmal zum Ausdruck. Lass alles aus dir fließen, was noch einmal gesehen und gespürt werden möchte.

Wenn du dich aufgewühlt fühlst, wirst du nach kurzer Zeit wieder mehr Ruhe in dir wahrnehmen.

Ein weiterer positiver Effekt ist, dass sich beim regelmäßigen Schreiben die Kommunikationsfähigkeit verbessert. Vielleicht kennst du das Gefühl, dass du eine Idee hast und dich einbringen willst. Allerdings fehlen dir die passenden Worte und du weißt nicht, wie du dich ausdrücken sollst. Du bist deshalb unsicher und sagst lieber gar nichts. Das bringt langfristig Frust und schwächt das Selbstbewusstsein. Bringt man allerdings Gedanken und das Innenleben immer wieder präzise zu Papier, so lernt man, wie man sich mit Worten besser ausdrückt. Das macht sich langfristig in Gesprächen mit Mitmenschen positiv bemerkbar – mit der Zeit wirst du immer sicherer und sichtbarer.

Das Aufschreiben hat einen weiteren Vorteil. Wer noch Tagebücher aus dem Jugendalter hat, wird beim Lesen als Erwachsene schmunzeln. Mit Abstand betrachtet erkennen wir, dass die meisten Probleme, Gedanken und Gefühle nur Momentaufnahmen sind. Beim Lesen von alten Einträgen wird man feststellen, dass viele vergangene Herausforderungen mittlerweile mit Leichtigkeit bewältigt werden können. Persönliches Wachstum findet immer statt und persönliche Aufzeichnungen erinnern uns daran.

6.3.3 Dankbarkeitstagebuch

Das Lächeln der bettlägerigen Heimbewohnerin, als du für einen Moment liebevoll ihre Hand gehalten hast; das wertschätzende „Danke" der Patientin, als sie nach einem lebensbedrohlichen Infekt wieder die Klinik verlassen kann; die Stationsleitung, die als kleine Anerkennung für das Team einen Kuchen mitgebracht hat; das Strahlen der Mutter, wenn du ihr sagt, dass ihr frühgeborenes Kind wieder ein paar Gramm zugenommen hat; die anerkennende Angehörige, die nach einem schweren Verlust jede Emotion vor dir zeigen darf, weil du ihr Raum und Zeit dafür gibst; der wunderschöne Sonnenaufgang, der während der Übergabe vom Stationszimmer aus gut sichtbar ist; ...

Woran denkst du, wenn du abends auf deinen Tag zurückblickst? Wir sind umgeben von wundervollen, tief berührenden und glücklichen Momenten, die gesehen, gehört und bewusst erlebt werden wollen. Allein die Erinnerung an sie löst ein Wohlgefühl und Glücklichsein aus. Leider denken wir oft an das, was nicht gut gelaufen ist, was nervig war, uns verärgert hat oder fehlt. Innerlich durchleben wir diese Situationen immer wieder und erleben Mangel. Die Auffassung entsteht, dass kein Tag erfolgreich und erfüllt ist. Tage und Wochen vergehen und die Erinnerungen an das Erlebte verfärben sich grau und dunkel.

Es gibt eine bewährte Methode, um den Blickwinkel auf das Erlebte zu verändern und dabei all das Schöne am Alltag stärker zu verinnerlichen. Das Schreiben eines Dankbarkeitstagebuches ist einfach umzusetzen und wirkt immer.

Besorge dir ein Notizbuch, das optisch auch nett gestaltet ist und dir jedes Mal Freude macht, wenn du es in die Hand nimmst. Ein guter Zeitpunkt für das Aufschreiben deiner Erlebnisse ist der Abend. Du kannst dir das Buch neben das Bett legen und deinen Tag mit einem positiven Eintrag beenden. Du kannst so viel aufschreiben, wie du möchtest. Stelle dir dabei folgende Fragen und erlebe die Situationen innerlich noch einmal:

- Worüber habe ich mich gefreut?
- Wer hat mir etwas Wertschätzendes gesagt oder mir ein Lächeln geschenkt?
- Was habe ich heute richtig gut gemacht?
- Was war das Schönste an diesem Tag?
- Wofür bin ich an diesem Tag dankbar?

Verinnerliche all diese Momente, für die du dankbar bist, noch einmal.

Mit der Zeit wird sich das Buch füllen und wenn du von Zeit zu Zeit darin blätterst und deine Einträge liest, wirst du erkennen, wie erfüllt dein Leben in Wahrheit ist.

6.3.4 Anfüllen

Wir haben nicht zu wenig Freizeit, sondern wir nutzen sie oft nur falsch. Manchmal fühlt man sich leer, weil man sich mit den falschen Dingen beschäftigt oder sich nur mit dem Gewohnten abgibt. Das bedeutet oft Stillstand im Leben und ist auf die Dauer nicht sehr erfüllend. Evolutionär betrachtet wollen wir uns beständig weiterentwickeln.

Der Mensch ist jederzeit in der Lage, sich Neues beizubringen. Wir hören nie auf zu lernen, und es gibt viele Möglichkeiten dazu. Es ist wichtig, dranzubleiben und sich bis ins hohe Alter mit weiteren Themen zu beschäftigen. Sich auf diese Art und Weise mit Neuem zu bereichern macht großen Spaß und erfüllt. Im Gehirn entstehen so neue Netzwerke.

Es gibt so viele gute Bücher, Vorträge, Seminare, Fernsehdokumentationen oder interessante Menschen, die spannende Gedanken teilen. Wem die Zeit dazu fehlt, der kann überlegen, was weggelassen werden kann. Muss es wirklich eine weitere Krimifernsehserie sein, die dich mit sechs Staffeln unzählige Stunden an die Couch binden wird? Wie viel Zeit verbringst du mit Social Media oder mit unnötigem Internetsurfen? Welche Menschen triffst du regelmäßig? Nach welchen Begegnungen fühlst du dich leer und ausgelaugt?

Andere Wege zu gehen bedeutet, dass man sich von Altem verabschiedet. Nur so ist Raum für Neues. Überlege dir, womit du dich wirklich anfüllen möchtest. Was machst du nur aus Gewohnheit, es fühlt sich aber nicht stimmig an? Was und wer bringt dich weiter und motiviert dich? Wer glaubt an dich? Mit welchem Wissen willst du dich bereichern? Welche sozialen Kontakte willst du pflegen? Spüre, was dein Interesse wirklich weckt und dir Freude macht.

Du kannst dir auch eine Liste erstellen, auf der du notierst, welche Bücher du lesen möchtest oder über welche Fort- und Weiterbildungsmöglichkeiten du dich informieren möchtest. Schreibe alles auf, damit du gedanklich nichts verlierst, dranbleibst und handelst.

6.4 FÜR DIE SEELE

6.4.1 Kraft aus der Natur

Das Schlaf-Wach-System wird durch die Schichtarbeit auf eine extreme Belastungsprobe gestellt. Künstliches Licht, unregelmäßiges Essen, Schlafmangel und Übermüdung bringen die innere Uhr aus dem Takt. Grundsätzlich wären regelmäßige Arbeitszeiten für den Biorhythmus am sinnvollsten und gesündesten. Da dies im Pflegeberuf aber nur selten umsetzbar ist, sollte besonders viel Aufmerksamkeit auf die Maßnahmen gelenkt werden, welche unseren eigenen Rhythmus unterstützen.

Der wichtigste Rhythmusgeber ist das Tageslicht. Alle Schichtarbeiterinnen sollten sich regelmäßige Lichtbäder an der frischen Luft in der Natur gönnen. Nach einem Spaziergang oder nach einer kleinen Wanderung fühlt man sich oft wie ausgewechselt. Die Kraftquelle Natur soll aus verschiedenen Gründen nicht unterschätzt werden.

Unsere Mutter Natur zeigt uns bei achtsamen Spaziergängen so vieles. Nicht nur wir, sondern alles hat einen eigenen Rhythmus. Es gibt Jahreszeiten, Mondphasen, Tage und Nächte. Uns sollte immer bewusst sein, dass jeder Mensch ein Teil der Natur ist. Wir können uns nicht abkoppeln oder gegen dieses Prinzip leben. Bei jedem Naturkontakt nehmen wir diese tiefe Verbindung wieder wahr. Wir sind ein Teil des Ganzen und schwingen im großen Rhythmus mit. Wir füllen allein durch unser Sein einen Platz aus. Wenn wir die Schönheit der Natur mit allen Sinnen erleben, ist alles Vergleichen und Beurteilen wie verflogen. Nichts muss anders sein und auch wir selbst fühlen uns angenommen, so wie wir sind.

Suche dir fußläufig von deinem Wohnort einen besonderen Ort in der Natur und erwähle ihn zu deinem persönlichen Kraftplatz. Das kann in einem Park in der Stadt sein oder auch in einem naheliegenden Wald. Gehe immer wieder zu diesem Ort und tanke auf. Du kannst dort genau so sein, wie du bist. Spüre deine authentische Kraft.

Führe einen gedanklichen Dialog mit Mutter Natur und teile ihr alles mit, was du gerne erzählen möchtest. Stelle Fragen und lausche auf eine Antwort.

Schaue genau hin, was du in der Natur siehst. Nimm alle Geräusche auf. Rieche den Duft der verschiedenen Jahreszeiten. Koste dankbar von bekannten Wildkräutern oder streiche mit den Händen über Baumrinden oder das feuchte Gras. Ziehe von Zeit zu Zeit deine Sinne von der Außenwelt zurück. Lass deinen Atem im Rhythmus fließen. Spüre dich selbst. Nimm wahr, wer du wirklich bist.

6.4.2 Klangenergie

Wenn es uns nicht gut geht, sagen wir „Ich habe schlechte Laune“. Das ändert sich oft innerhalb kürzester Zeit, wenn wir zu Hause die Lieblingsmusik aufdrehen und rhythmisch im Takt mitschwingen. Plötzlich ist die schlechte Stimmung wie verflogen.

Hören und Fühlen liegen nahe beieinander. Es gibt Klänge, die uns erschrecken, wie wütende Stimmen, unangebrachte Worte oder das laute Zuschlagen einer Tür. Die Filmmusik bei einem spannenden Thriller bringt uns zum Schaudern und der Körper reagiert mit einer Gänsehaut. Dagegen wirken leises Meeresrauschen, Entspannungsmusik oder auch die Töne einer Klangschale beruhigend und stimmen friedlich.

Unser Körper besteht zu 60 Prozent aus Wasser und so verwundert es nicht, dass wir sofort mit jeder Schallwelle in Resonanz gehen. Klang ist der wahrnehmbare Effekt dieser Schallwellen, allerdings können wir nicht alle Frequenzen hören. Mit unserer Stimme produzieren wir selbst eigene Klangmuster, die wiederum auf uns und andere wirken. In diesem Zusammenhang ist der bekannte Spruch „Wie man in den Wald hineinruft, so schallt es heraus" sehr aussagekräftig.

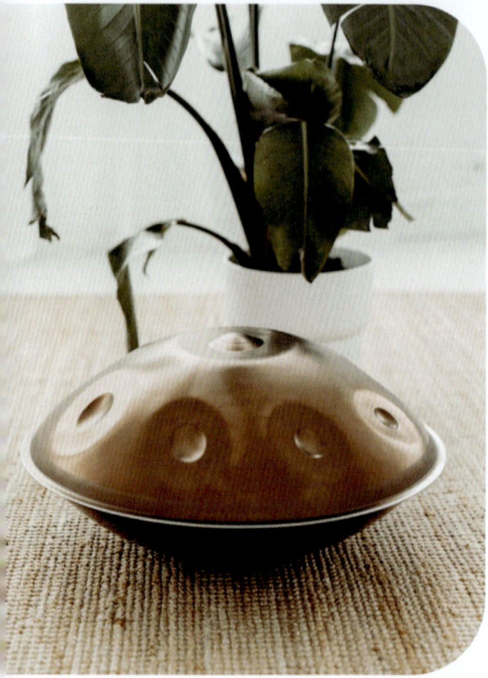

Das lateinische Wort „resonare" bedeutet so viel wie „widerschallen". Dieser sogenannte Resonanzeffekt wird in der Klangtherapie genutzt. Auch du selbst kannst dadurch deine persönliche Stimmung verändern und somit die Heilkraft der Klänge nutzen.

Nutze deine Freizeit, um dich mit schöner Musik zu umgeben. Lausche und fühle oder lerne sogar ein Instrument. Drücke dich damit aus.

Tanze zu kraftvollen Rhythmen, löse Anspannungen auf und hebe deine Stimmung. Vielleicht willst du auch selbst mitsingen. Singen macht glücklich und stärkt das Immunsystem. Nachweislich werden dabei Stresshormone abgebaut und das Kuschelhormon Oxytocin steigt an.

Eine Form des Yoga ist das Schwingenlassen von Mantras. Durch das Singen von kraftvollen Silben erhebt sich der emotionale und energetische Zustand. Singen öffnet das Herz und ist der einfachste Weg zum Selbst.

6.4.3 Stille Meditation

Die Welt, die uns umgibt, ist oft sehr laut und erdrückend. Im Pflegealltag treffen wir auf viele andere Berufsgruppen und Patientinnen. Familienangehörige und Freundinnen erzählen von den aktuellen Erlebnissen und wir hören aufmerksam zu. Wir schmökern in Zeitschriften, schauen Nachrichten oder scrollen uns durch die nie enden wollenden Social-Media-Seiten. Ständig überflutet uns eine unermessliche Anzahl an einzelnen Informationen und es scheint nie ruhig zu werden.

Es gibt viele Gründe, warum man sich regelmäßig für stille Auszeiten entscheiden sollte. Ohne Lärm und Ablenkung können Körper und Geist zur Ruhe kommen und sich dabei erholen und regenerieren.

Wenn wir uns nicht vom Außen beeinflussen lassen, ist es möglich, Dinge selbst zu überdenken und dabei Entscheidungen zu treffen, die zum eigenen Wohlergehen beitragen. Dabei können wir uns von der eigenen Intuition leiten lassen. In ruhigen Phasen können wir die Signale des Körpers besser deuten und die innere Stimme hören. Diese lärmlosen Pausen können auch für eine Meditation genutzt werden. Die Meditationserfahrung ist das Herzstück jeder spirituellen Yogapraxis. Je besser man darauf vorbereitet ist, um so einfacher fällt es, einen meditativen Zustand zu erreichen. Ein kraftvoller Körper kann länger ruhig sitzen und ein geschulter Geist kann sich besser konzentrieren. Gerade am Beginn einer Meditationspraxis sollte man sich nicht überfordern, denn auch kurze Einheiten sind sehr wertvoll. Einfacher wird es, wenn man dazu feste Zeiten plant, einen bestimmten Ort wählt und somit eine regelmäßige Meditationspraxis zur Gewohnheit werden lässt.

Es gibt viele meditative Anleitungen, die den Einstieg leichter machen. Gehmeditationen, Achtsamkeitsmeditationen oder auch Fantasiereisen bringen sehr schöne Erfahrungen. Es ist die Übung des Lebens, die Gedankenwellen zu beruhigen, indem man die Aufmerksamkeit auf nur einen Punkt bündelt. Aus Konzentration wird Meditation. In diese Stille zu versinken bedeutet, in die Erfahrung mit dem eigenen Selbst zu gehen. Es ist die Erfahrung der allgegenwärtigen, bedingungslosen Liebe – des Göttlichen.

ANLEITUNG STILLE MEDITATION

Beginne in einem Meditationssitz. Setze dich dazu auf ein Sitzkissen oder eine gefaltete Decke, sodass dein Becken leicht erhöht ist. Die Beine sind gekreuzt, die Knie sinken so weit wie möglich Richtung Boden. Alternativ kannst du dich auch auf einen Stuhl setzen. Achte dabei darauf, dass die Füße nebeneinander auf dem Boden stehen. Die Hände liegen locker auf den Oberschenkeln. Für das Chin Mudra berühren sich Daumen und Zeigefinger. Mittelfinger, Ringfinger und kleiner Finger bleiben gestreckt. Die Handflächen sind nach oben aufgedreht.

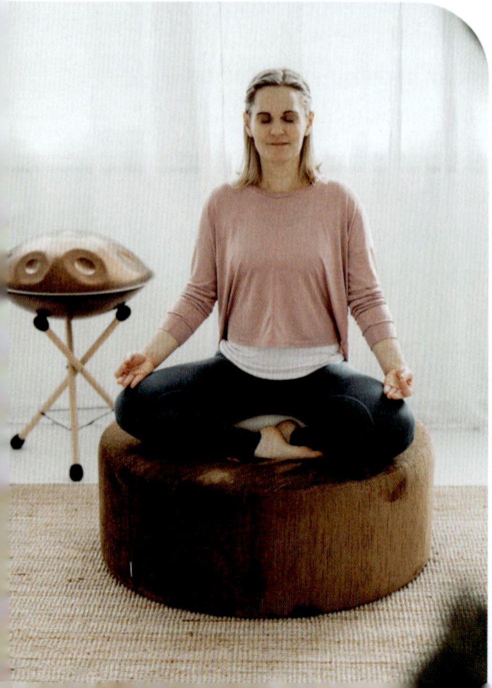

Die Wirbelsäule ist aufgerichtet. Schultern und Nacken bleiben locker. Konzentriere dich nun auf deine Atmung. Beobachte deine Einatmung und deine Ausatmung. Wenn sich Gedanken in den Vordergrund schieben, beobachte sie. Betrachte sie so, als würdest du dir einen Film ansehen. Mit der Zeit werden sie wieder weiterziehen – wie Wolken am Himmel. Wähle nun einen Konzentrationspunkt. Das kann in der Mitte der Brust oder zwischen den Augenbrauen sein. Lenke deinen Fokus auf diesen Punkt. Richte nun deine Aufmerksamkeit auf ein Konzentrationsobjekt. Das kann eine positive Qualität wie Liebe, Wertschätzung oder Mitgefühl sein. Wenn es für dich stimmig ist, kannst du dich stattdessen auch für das Wiederholen eines Mantras entscheiden. Lass dabei gedanklich im Rhythmus deiner Atmung ein „Om" erklingen und wiederhole diesen Klang bis zum Ende der Meditation. Bleibe entspannt, hellwach und fokussiert. Dein Geist wird immer wieder Gründe finden, um gedanklich abzuschweifen. Das ist okay. Wenn du es bemerkst, gehe wieder zurück zur beschriebenen Übung: Ruhige Körperhaltung, die Atmung fließt, die Aufmerksamkeit bündelt sich beim Konzentrationspunkt und Konzentrationsobjekt. Bleibe fünf bis zehn Minuten still sitzen. Mit regelmäßiger Übung kannst du deine Meditationszeiten verlängern.

6.4.4 Gelebte Spiritualität

Seit dem Beginn der Sprache versuchen wir, alles in Begriffe, Wörter und Dinge einzuteilen. Sprache wird auch verwendet, um Konzepte wie Spiritualität zu erklären. Der Begriff „Spiritualität" kommt vom lateinischen „spiritus" und wird mit „(Luft-)Hauch", „Atem" oder auch „Geist" übersetzt. Eine allgemeine Begriffsdefinition für Spiritualität ist nur bedingt möglich. Wie soll es auch möglich sein, etwas zu erklären, das mit unserem Verstand unvorstellbar ist? Wie soll etwas benannt werden, das aus dem Herzen kommt?

Spiritualität ist keine Religion und muss deshalb nicht in einem Zusammenhang mit einer religiösen Gemeinschaft stehen. Vielmehr ist sie ein allgemeiner Glaube an eine höhere Wirklichkeit, die alles verbindet und immer sein wird. Alles – auch wir selbst – sind Teil dieser großen Einheit. Es gibt keine Trennungen, denn auf Seelenebene sind wir alle eins. Wenn wir alle diese Selbsterkenntnis hätten, würden wir im Paradies auf Erden leben.

Soweit zum Konzept der Spiritualität. Unsere persönlichen Erfahrungen sind allerding meist ganz anders. Beruflich erleben wir oft unvorstellbare Bedingungen und wollen uns abtrennen von diesen schmerzhaften Erfahrungen. Vieles erscheint ungerecht und wir verstehen es nicht. Das Miterleben von schweren Schicksalsschlägen und Krankheiten erinnert an die eigene körperliche Vergänglichkeit und es fehlt vielleicht der Glaube, dass ein Teil von uns immer sein wird. Wir leiden, weil wir uns allein oder im Stich gelassen fühlen – oder wir kämpfen gegen Systeme, die wir durch unser Tun selbst aufrechterhalten. Wir streiten mit Menschen, die uns wichtig sind, nur weil sie uns daran erinnern, dass auch in uns Anteile sind, die wir nicht annehmen möchten. Wir bauen Mauern und Grenzen, weil wir Angst vor allem Fremden haben. Wir leben ein Leben, das uns unglücklich macht, weil wir nicht den Mut haben, einen Schritt in etwas Unbekanntes zu wagen.

Global gesehen leben wir in einer Zeit mit vielen Krisen und Kriegen und verlieren immer mehr die Hoffnung auf ein besseres Wir. Wir erkennen nicht, dass wir alle ein Teil der Mutter Erde sind – wenn wir die letzten Ressourcen ausbeuten, berauben wir nur uns selbst.

Die Schule des Lebens bringt uns in viele Situationen, die oft kaum zu ertragen sind. Der Glaube an einen höheren Sinn verbindet allerdings mit einer tiefen inneren Kraft und man beginnt mehr zu vertrauen. Man lernt, sich aus anderen Quellen leiten zu lassen. Wer der inneren Stimme immer mehr folgt, trifft bessere Entscheidungen und kommt Schritt für Schritt auf dem eigenen Herzensweg weiter. Wer sich tiefer mit der Yogaphilosophie beschäftigt, erkennt, dass es sich bei ihr auch um eine spirituelle Praxis handelt. Wir sind Körper, Geist und Seele. Das ganzheitliche Yogakonzept hält den Körper gesund und fördert die mentale Stärkung. Die gelebte Spiritualität öffnet das Herz und gibt uns ein Gefühl von Verbundenheit. Die verschiedenen Übungen unterstützen uns dabei, solche spirituellen Erfahrungen zu machen. Schritt für Schritt, im eigenen Tempo, fallen alle Täuschungen.

Jede Person kann frei entscheiden, an was sie glaubt. Jede geht ihren eigenen Weg und entscheidet selbst, was ihr dabei hilft, kraftvoll durch dieses Leben zu gehen. Auch du entscheidest selbst.

7

SCHLUSSGEDANKEN

„Träume dir dein Leben schön und mach aus diesen Träumen eine Realität."

(MARIE CURIE)

Pflege ist nicht nur ein Job. Viele fühlen sich berufen, durch diese Tätigkeit Gutes zum Gemeinwohl beizutragen. Die Mitmenschen würdevoll unter den aktuellen Gegebenheiten zu pflegen ist wahrlich eine herausfordernde Aufgabe.

Anderen in schwierigen Phasen zur Seite zu stehen ist nur möglich, wenn man sich selbst gut und liebevoll mit allem versorgt. Der Kampf- und Fluchtreflex bringt uns weg von unserem Selbst. Durch alte Prägungen trauen wir uns oft zu wenig zu und setzen uns nicht für unsere Ziele und Lebensaufgaben ein. Aber auch wenn es aktuell große Herausforderungen im Pflegeberuf gibt, ist das kein Grund, sich machtlos zu fühlen. Genau aus diesem Grund gibt es Yoga und mentale Übungen. Wer sich für diesen Weg entscheidet, lässt sich auf eine transformierende Kraft ein. Dadurch ist es möglich, körperlich und mental gesund zu bleiben und sich selbst und dem Nächsten wertschätzend zu begegnen.

Wenn sich in der Pflege etwas verändern oder verbessern soll, braucht es die Weisheit der vielen. Innerhalb der Pflege gibt es verschiedene Berufe, Berufsbezeichnungen und Positionen. Wir profitieren alle davon, wenn junge Kolleginnen mit aktuellem Fachwissen auf praxiserfahrene Pflegerinnen treffen. Wenn wir uns gegenseitig aufmerksam zuhören, lernen wir voneinander und können miteinander Visionen erstellen und diese langfristig auch umsetzen. Alle haben wir ein gemeinsames Ziel – eine gute Versorgung der Patientinnen. Genau deshalb müssen wir uns auf Augenhöhe begegnen – frei von veralteten hierarchischen Mustern und ohne Konkurrenzgedanken. Wenn wir alle an einem Strang ziehen, zeigen wir uns als selbstbewusste und gut organisierte Berufsgruppe. Lasst uns weiter zusammenhalten und selbstbewusst einstehen für eine würdevolle Pflege: eine ganzheitliche Pflege, bei der der Mensch mit all seinen körperlichen, geistigen und seelischen Bedürfnissen gesehen werden kann. Eine gute Pflege, bei der niemand auf der Strecke bleibt – auch wir selbst nicht. Eine Einheit, die das ausstrahlt, zieht viele weitere Menschen an, die auch in diesem Bereich tätig werden möchten.

Jeder einzelne Beitrag ist wertvoll. Wenn wir lernen, Selbstfürsorge in den Alltag zu integrieren, erhalten wir allmählich Zugang zur eigenen Kraftquelle. Dann ist es auch möglich, selbst an Veränderungsprozessen mitzuwirken. Jede Person hat ein besonderes Talent und kann mit diesem zum Wohl aller beitragen.

Auch du selbst bist etwas ganz Besonderes! Lächle und sei einfach wundervoll – so wie du bist.

DANKESWORTE

Vor über drei Jahren habe ich gedanklich den Samen für dieses Buchprojekt gesät. Der tiefe Herzenswunsch entstand, meinen Berufskolleginnen Yoga und Mentaltraining näherzubringen. Ich möchte ihnen mit diesem Praxisbuch ein kleines Geschenk machen und hoffe, dass ich so manche Kollegin inspirieren kann. Auf diese Art und Weise spreche ich ehemaligen Kolleginnen und Kollegen auch vor allem meinen Dank aus. Herzlichen Dank für all die berührenden Momente, die wir im Dienst zusammen erleben durften. Ich freue mich über all die Freundschaften, die dabei entstanden sind.

Wertschätzend und friedlich denke ich auch an ehemalige Vorgesetzte, denn nur durch für mich zutiefst schmerzhafte Reibungen konnte ich wachsen und meinen Herzensweg erkennen.

Ein großes Dankeschön auch an Cornelia Russ und an alle Mitwirkenden des facultas-Verlages, die es mir ermöglicht haben, dieses Buchprojekt umzusetzen.

Ich bin sehr dankbar, dass ich viele wertvolle Wegbegleiterinnen in meinem Leben habe.

An erster Stelle danke ich meinem Mann Bernhard, der mich liebevoll begleitet, wertschätzend unterstützt und mit dem ich so oft über dieses oder jenes herzhaft lachen kann.

Dank an meine Familie, an alle Freundinnen und Freunde und langjährige Beraterinnen, auf die ich immer zählen kann.

Dank an Irmgard Kogler, die mit mir diese Texte besprochen und mir dabei meine Stärken gespiegelt hat.

Dank an meine Schwägerin Gabi Krauss, die ihre Kreativität bei den schönen Fotos für das Buch ausgelebt hat.

Große Anerkennung an all meine Yogalehrerinnen. Mit großer Freude gebe ich viele Inspirationen aus dem Luna Yoga und Sivananda Yoga weiter.

Dank an den besten Mentaltrainerausbilder Wolfgang Reichl-Furthner, der mich auf so hervorragende Art und Weise ins Mentaltraining eingeführt hat.

Deshalb lege ich nun meine gefalteten Hände vor mein Herz. Ich verbeuge mich respektvoll vor euch allen und sage:

„Namasté – das Göttliche in mir grüßt das Göttliche in dir.“

VERZEICHNIS DER ÜBUNGEN